現場 で 使える 訪問看護 便利帖

介護と医療研究会 著　河村雅明、山岡栄里 監修

JN251650

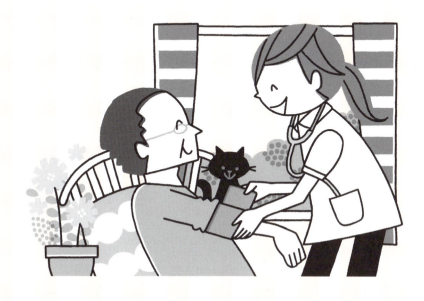

SE
SHOEISHA

本書内容に関するお問い合わせについて

このたびは翔泳社の書籍をお買い上げいただき、誠にありがとうございます。弊社では、読者の皆様からのお問い合わせに適切に対応させていただくため、以下のガイドラインへのご協力をお願い致しております。下記項目をお読みいただき、手順に従ってお問い合わせください。

●ご質問される前に

弊社Webサイトの「正誤表」をご参照ください。これまでに判明した正誤や追加情報を掲載しています。

正誤表　　　　https://www.shoeisha.co.jp/book/errata/

●ご質問方法

弊社Webサイトの「刊行物Q&A」をご利用ください。

刊行物Q&A　　https://www.shoeisha.co.jp/book/qa/

インターネットをご利用でない場合は、FAXまたは郵便にて、下記"翔泳社 愛読者サービスセンター"までお問い合わせください。
電話でのご質問は、お受けしておりません。

●回答について

回答は、ご質問いただいた手段によってご返事申し上げます。ご質問の内容によっては、回答に数日ないしはそれ以上の期間を要する場合があります。

●ご質問に際してのご注意

本書の対象を越えるもの、記述個所を特定されないもの、また読者固有の環境に起因するご質問等にはお答えできませんので、あらかじめご了承ください。

●郵便物送付先およびFAX番号

送付先住所　　〒160-0006　東京都新宿区舟町5
FAX番号　　　03-5362-3818
宛先　　　　　（株）翔泳社 愛読者サービスセンター

はじめに

　訪問看護ステーションに勤務している看護師等は、2014年の統計では4万1,000人弱と、160万人の現役で働いている看護師の約2.6%にすぎません。しかし、訪問看護には、患者さんの療養上の世話と診療の補助を行うという看護師の原点があり、看護師一人ひとりの主体性と自立・自律性は、むしろ訪問看護師のほうにより強く求められています。

　病院での看護、特に急性期病院の看護では、じっくりと患者さんと向き合うことは困難になってきているのではないでしょうか。また、入院中の患者さんは治療を受けることを優先し、一人の生活者としての姿を見せることはほとんどないでしょう。その一方で、在宅療養の患者さんは病気や障害を抱えていても、看護サービスを受けながら居宅で毎日を過ごす生活者としての顔を見せてくれます。訪問看護師には住み慣れた環境で様々な価値観を持って暮らす人たちと長期間にわたって関わっていき、できるだけおだやかに人生の終末を迎えられるように寄り添い、支えていくという人間力が求められています。苦労の多い仕事かもしれませんが、やりがいや仕事から得られる喜びは、それを補って余りあるものといえます。

　本書が訪問看護に従事している方々だけでなく、これから訪問看護を行ってみたいと考えている方々や病院で地域医療連携に携わっている方々にも読んでいただき、地域包括ケアシステムの構築に役立つことを願ってやみません。

2017年2月

河村雅明

本書の使い方

本書の構成

　本書は訪問看護の基本（Part1）、在宅で行うケア方法（Part2）、患者の日々の生活をサポートする援助方法（Part3）、高齢者患者に多い疾患の解説（Part4）、看取りの際の訪問看護師の役割（Part5）、多職種との連携（Part6）の大きく6つの内容で構成されています。訪問看護を行う際の知識強化のためにお役立てください。

● Part 1、5、6

右ページでは内容をより理解しやすいように、図解しています

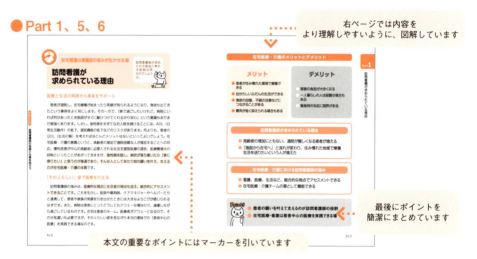

本文の重要なポイントにはマーカーを引いています

最後にポイントを簡潔にまとめています

● Part 2

具体的なケアの手順を解説しています

在宅療養で訪問看護師がよく行う医療行為を取り上げています

訪問した際、どこに注意して観察するのかを解説しています

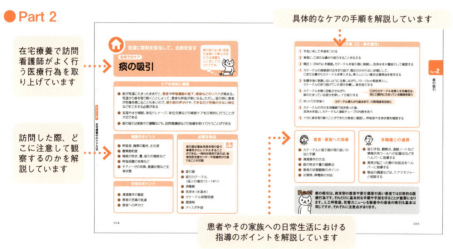

患者やその家族への日常生活における指導のポイントを解説しています

Part 3

そのケアを行う目的を解説しています

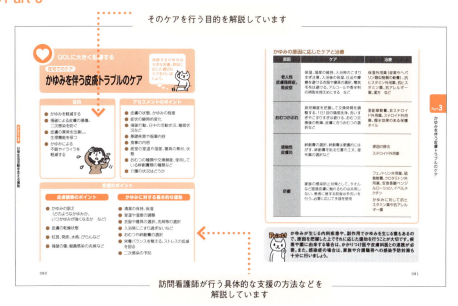

訪問看護師が行う具体的な支援の方法などを
解説しています

Part 4

高齢者の患者に多い疾患を
取り上げています

その疾患を抱える患者を
看護するうえでの
目標を示しています

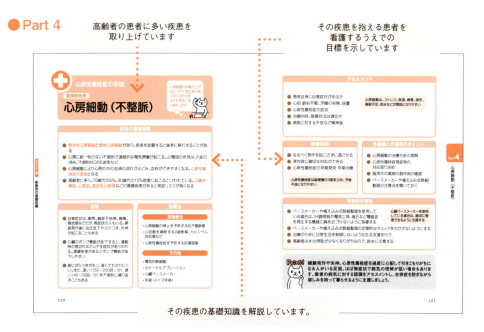

その疾患の基礎知識を解説しています。

訪問看護師の役割と仕事を知ろう

もくじ

Part2 在宅療養中のケア方法

Part3 日常生活活動を支える援助

Part4 疾患別の基礎知識

Part5

看取りをサポートする

Part6 地域医療・多職種との連携

巻末資料 巻末資料

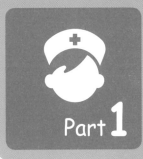

Part **1**

訪問看護師の役割と仕事を知ろう

* *

訪問看護が求められている理由

訪問看護師が求められる理由と果たす役割は何なのでしょうか。

医療と生活の両面から患者をサポート

　患者が退院し、在宅療養が始まったら笑顔が見られるようになり、食欲も出てきたという事例をよく耳にします。その一方で、「家で過ごしたいけれど、病院にいれば何かあったとき医師がすぐに駆けつけてくれるから安心」という意識もまだまだ根強くあります。しかし、急性期をすぎてなお入院を続けることには、ADL（日常生活動作）の低下、認知機能の低下などのリスクがあります。何よりも、患者のQOL（生活の質）を考えればほとんどメリットはないといってよいでしょう。在宅医療・介護の意義というと、高齢者の増加で通院困難な人が増加することへの対応、慢性疾患が中心の高齢者に必要とされる生活支援型医療の提供、医療費増大の抑制といったことがあがってきますが、急性期を脱し、病状が落ち着いたら「家に帰りたい」と思うのが普通であり、そんな人としてあたり前の願いを叶え、支えるのが在宅医療・介護の本質です。

「その人らしい」姿で医療を行える

　訪問看護師の強みは、医療的な視点に生活者の視点も加え、総合的にアセスメントできることです。これを生かし、医師や薬剤師、ケアマネジャーやヘルパーたちと連携して、患者や家族の笑顔を引き出せたときには大きなよろこびが感じられるはずです。また、病院は患者にとってどうしてもアウェーな場なので、遠慮しながら過ごしているものです。在宅は患者のホーム。医療者がアウェーとなるので、その分気遣いも必要ですが、その人らしい姿を見ながら本当の意味での「患者中心の医療」を実践できる場なのです。

在宅医療・介護のメリットとデメリット

メリット

- 患者が住み慣れた環境で療養できる
- 自分らしいふだんの生活ができる
- 食欲の回復、不眠の改善などにつながることがある
- 費用が低く抑えられる場合もある

デメリット

- 家族の負担が大きくなる
- 一人暮らしの人は困難な場合もある
- 緊急時の対応に限界がある

訪問看護師が求められている理由

- 高齢者の増加にともない、通院が難しくなる患者が増える
- 「施設から在宅へ」と流れが変わり、住み慣れた地域で療養生活を送りたいという人が増えた

在宅医療・介護における訪問看護師の強み

- 看護、医療、生活など、総合的な視点でアセスメントできる
- 在宅医療・介護チームの要として機能できる

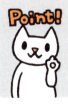

Point!

- 患者の願いを叶えて支えるのが訪問看護師の役割
- 在宅医療・看護は患者中心の医療を実践できる場

自分らしい生活を医療面からサポート

病院医療と
在宅医療の違いとは

患者や家族のセルフケア能力を高めることが訪問看護師には求められます。

患者や家族の意思やQOLが重視される

在宅医療は、患者が慣れ親しんだ生活の場で、自立して療養を継続するのに必要な医療を提供するものです。治療が最優先の病院医療に対し、在宅医療では、患者や家族の意思やQOLが何よりも重視されます。その人が自分らしく生きられるように、医療面から支えることが訪問看護師の役割です。

病院医療は、病状の改善という結果を求められますから、治療を妨げるものを極力排除する必要があります。そのため、患者に「〜してください」「〜しないでください」など、お願いや指示をする場面も多々ありますが、患者はきゅうくつさを感じながらも「治療のため」「病気を治して家に帰るため」と従ってくれます。

患者の自己決定やセルフケア能力の向上を支援する

しかし、在宅医療で最優先されるのは患者の生活であり、病院の論理を持ち込むことはできません。また、病院のように24時間管理することは不可能なので、病状の安定やQOLの維持を図るためには、患者や家族のセルフケア能力を高めることが不可欠です。自分らしく暮らしていくためにはどうすればよいか、患者や家族、医療者がよく話し合い、患者が自己決定して責任意識を持てるように、患者の力を引き出す支援をすることが、訪問看護師の重要な役割の一つになります。

また、当然ですが、患者と家族に看護師の訪問を受け入れてもらえなければ、訪問看護は成立しません。この人は自分の気持ちをわかってくれている、うちの事情を理解してくれている、だから安心して相談できるという信頼関係があって初めて、訪問看護師は力を発揮することができるのです。

在宅医療と訪問看護

訪問看護とは

疾病または負傷により、居宅において継続的に療養を受ける状態にある人に対して、その人の居宅において看護師等が行う療養上の世話や必要な補助。訪問看護のサービス提供は、病院・診療所と訪問看護ステーションが行うことができる。

病院医療	在宅医療

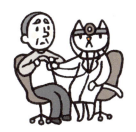

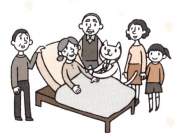

病気の治療が最優先

- 患者は病気を治すために、医師や看護師の指示に従い、病院のルールを守る
- 病院が 24 時間管理する

患者の生活が最優先

- 患者の病状が安定し、QOL が維持できるように、看護師など医療者が支援する
- 患者が自身の意思決定に基づいたセルフケアを行えるよう支援する

Point!

- 看護師が医療側だけの目標達成を中心に据えてしまうと、押し付けになることも
- 患者や家族の力を引き出すような支援が求められる

訪問看護を必要とする すべての人が対象に

> 訪問看護の対象者は、高齢者だけでなく乳幼児や患者の家族も含まれます。

症状の発達段階や診療科の区別はなく、家族も訪問看護の対象

　訪問看護は乳幼児から高齢者までの全年齢層が対象であり、対象者の疾患も、対象者に関係するすべての疾患が含まれます。つまり、訪問看護を必要とするすべての人が対象ということです。さらに、患者の家族も訪問看護の対象になります。

　また、訪問看護の対象は人であり、看護はその人の健康の回復、維持、増進のため関わっています。そのため、患者や家族の住環境や地域の生活環境の調整も含まれるとされており、フィジカルアセスメントにとどまらない総合アセスメントができる視点を持つことが大切です。

循環器系疾患、神経系疾患が多い

　では、実際にどのような疾患の人が訪問看護を受けているのでしょう。訪問看護ステーションを利用する患者の傷病別内訳を見てみると、もっとも多いのは循環器系の疾患（脳血管疾患、心疾患など）です。続いて神経系の疾患（パーキンソン病、ALSなど）、精神的および行動の障害（統合失調症、認知症など）、筋骨格系および結合組織の疾患、悪性新生物、呼吸器系の疾患の順になっています。その他、糖尿病重度合併症、重度心身障害、遷延性意識障害、事故による重度後遺症障害など、あらゆる疾患の人を、症状の発達段階や診療科で区別することなく看ます。

　患者が訪問看護を保険で受けるときは、医療保険または介護保険を利用することになります。医療保険は在宅において継続して療養を受ける状態にあって通院が困難な患者、介護保険は居宅要介護者・要支援者と、40歳以上65歳未満の特定疾病（右表）の居宅要介護者・要支援者が対象です。

訪問看護ステーション利用者の傷病別内訳

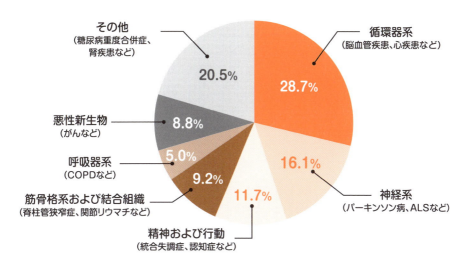

- その他（糖尿病重度合併症、腎疾患など） 20.5%
- 循環器系（脳血管疾患、心疾患など） 28.7%
- 悪性新生物（がんなど） 8.8%
- 呼吸器系（COPDなど） 5.0%
- 筋骨格系および結合組織（脊柱管狭窄症、関節リウマチなど） 9.2%
- 精神および行動（統合失調症、認知症など） 11.7%
- 神経系（パーキンソン病、ALSなど） 16.1%

出典：厚生労働省「平成25年介護サービス施設・事業所調査結果の概況」

介護保険における特定疾病

がん（がん末期）	進行性核上性麻痺、大脳皮質基底核変性症及びパーキンソン病	糖尿病性神経障害、糖尿病性腎症及び糖尿病性網膜症
関節リウマチ		脳血管疾患（脳梗塞、脳出血等）
筋萎縮性側索硬化症（ALS）	脊髄小脳変性症	閉塞性動脈硬化症
後縦靭帯骨化症	脊柱管狭窄症	慢性閉塞性肺疾患（COPD）
骨折を伴う骨粗鬆症	早老病（ウェルナー病）	両側の膝関節又は股関節に著しい変形を伴う変形性関節症
初老期における認知症	多系統萎縮症	

→ 上記16特定疾病の患者で40歳以上65歳未満の人は
介護保険で訪問看護を利用できる
※がん末期など一部は医療保険となることもある

Point!

- **訪問看護師はあらゆる年齢・疾患の人を看る**
- **患者の家族、地域の生活環境など総合的にアセスメントする**

訪問看護師は実際に どんな仕事をしているの?

訪問看護師の仕事は療養生活の世話から医療処置、終末期看護まで幅広くあります。

訪問看護師の仕事は幅広い

訪問看護師の具体的な仕事内容は、①健康状態の観察（病気や障害の状態、バイタルサインのチェックなど）、②療養生活の世話（入浴介助、清拭、口腔ケアなど）、③医療処置（褥瘡処置、点滴・注射・血糖測定など）、④医療機器管理（呼吸器管理、在宅酸素管理など）、⑤在宅でのリハビリテーション（拘縮予防、機能回復、嚥下機能訓練など）、⑥介護者の支援（介護方法の助言など）⑦終末期の看護、⑧医師、ケアマネジャー、ヘルパーなど多職種への連絡・調整などです。

適用される保険の種類によって訪問時間は変わる

訪問看護師は、必要な物品を持って患者の自宅（施設の場合もある）へ行き、上記のようなサービスを提供。病院・診療所や訪問看護ステーションに戻って記録などをします。医療保険の訪問看護は、通常は週に1〜3回、1回の訪問時間は30〜90分です。一方、介護保険の場合は、利用回数に制限はなく、個々のケアプラン（居宅サービス計画）によって利用回数が設定されます。1回の訪問時間は、①20分未満、②30分未満、③30分以上60分未満、④60分以上90分未満（看護師・准看護師の場合）のいずれかです。訪問日時は、患者と家族、かかりつけ医などとの話し合いで決められます。多くは何曜日の何時から何分間というように計画的に訪問しますが、患者の状態に変化があれば随時訪問します。訪問看護ステーションには、24時間365日対応をしているところと、していないところがあり、前者の場合は夜間や休日はオンコールで待機。後者の場合は日勤帯のみの対応となり、それ以外の時間は、患者が連携する病院などに連絡をとって対応することになります。

訪問看護ステーションのサービス内容

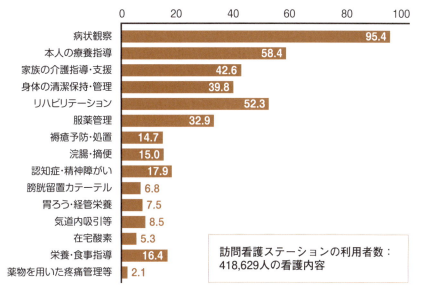

項目	値
病状観察	95.4
本人の療養指導	58.4
家族の介護指導・支援	42.6
身体の清潔保持・管理	39.8
リハビリテーション	52.3
服薬管理	32.9
褥瘡予防・処置	14.7
浣腸・摘便	15.0
認知症・精神障がい	17.9
膀胱留置カテーテル	6.8
胃ろう・経管栄養	7.5
気道内吸引等	8.5
在宅酸素	5.3
栄養・食事指導	16.4
薬物を用いた疼痛管理等	2.1

訪問看護ステーションの利用者数：
418,629人の看護内容

出典：厚生労働省「平成25年介護サービス施設・事業所調査結果の概要」

訪問看護が利用できる回数・時間数

	医療保険	介護保険
利用可能な回数	週に1～3回 状態によっては4回以上可能	利用回数に制限なし 個々のケアプランによって利用回数が設定される
利用可能な時間数	1回の訪問時間は 30～90分	1回の利用時間は① 20分未満、② 30分未満、 ③ 30分以上60分未満、④ 60分以上90分 未満のいずれか

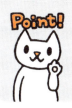

Point!

● 健康状態の観察・療養上の世話や医療処置のほかに
　介護者の支援も行う

● 訪問日時は患者・家族・かかりつけ医などと
　話し合って決める

受け持つ患者間を移動して訪問する

訪問看護師は
どんな1日を過ごすの？

基本的には病院の日勤と変わりませんが、移動に費やす時間が多いです。

1日の訪問件数は4〜5件

　訪問看護ステーションの稼働時間は、基本的に朝から夕方までです。24時間対応の場合、夜間は当番の看護師や担当看護師がオンコールで対応します。

　一日の大まかな流れは、申し送り→午前の訪問→お昼の休憩→カンファレンス→午後の訪問→記録で、病院の日勤と大きな違いはありません。1人の看護師が訪問する件数は、多少ばらつきはあるものの、午前2件、午後2〜3件くらいです。介護保険で1回の利用時間が短い患者が多い場合は、もう少し件数が多くなることもあります。基本的に担当制で、自分が受け持っている患者を中心に訪問します。また、訪問は計画的に行いますが、患者が急変した場合は臨機応変に対応します。

移動時間の多いことが訪問看護の特徴

　訪問看護ステーションから患者の家までの移動は、人口密集地の場合は自転車、そうでない地域は車移動がほとんどです。地域によっては、車で30分以上かかる訪問先があるなど、勤務時間に占める移動時間の割合が多いことは訪問看護の特徴といえるでしょう。自転車移動の場合は天候が大きく影響し、全身を覆う雨合羽や冬場の防寒着は必需品。訪問看護ステーションがそれらを準備していることも少なくありません。また、夏場の紫外線対策も必要です。台風などで移動に危険が伴う場合は、電話で患者の状態を確認し、訪問日を変更するなどします。オンコールがある場合、その体制は、①交代制（当番の頻度は訪問看護ステーションの規模による）、②担当制（患者から直接連絡が入る）、③医師からの連絡制（患者からかかりつけ医に連絡がいき、かかりつけ医から連絡が入る）の3つに大きく分かれます。

訪問看護師の一日（例）

9：00	**出勤**	始業時間は8時30分から9時の間、終業時間は17時から17時30分の間が一般的

- メールやファックスの確認
- 訪問スケジュールの確認
- 申し送り、ミーティング
- 訪問準備

9：15 訪問先へ出発（自転車、車）

9：30 1件目の訪問→移動→2件目の訪問

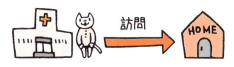

12：00 訪問看護ステーションへ戻る
昼食、情報交換も行う

13：15 午後の訪問先へ出発　3件目の訪問→移動→4件目の訪問

16：30 訪問看護ステーションへ戻る

- 使用した物品の補充や点検
- 訪問看護の記録
- かかりつけ医やケアマネジャーなどへの報告、連絡、相談
- 訪問看護計画や訪問看護報告書の作成
- 管理者やほかのスタックへの申し送り

オンコール体制はおもに3種類

❶ 交代制 …………………… 当番の頻度は訪問看護ステーションの規模によるが、週1～2回程度

❷ 担当制 ……………… 受け持ち患者から直接連絡が入る

❸ 医師からの連絡制 … 患者はまずかかりつけ医に連絡。かかりつけ医が訪問看護ステーションに連絡する

Point!

- 移動は電動アシスト付き自転車や軽乗用車が一般的
- 訪問先へは看護師1人で行くことが多い

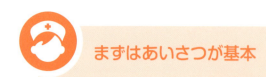

まずはあいさつが基本

訪問先での仕事の流れ

バイタルチェックや処置だけでなく「話を聞くこと」も求められます。

患者や家族の話を聞き、自分の目で確かめる

　患者の家を訪問して最初にすることは、「こんにちは。●●訪問看護ステーションの○○です」というあいさつです。家に入って患者や家族と顔を合わせたら、改めてあいさつをします。患者に触れる前には、必ず手を洗います。外から感染症を持ち込まないためですが、風邪やインフルエンザが流行する時期はとくに念入りにし、マスクを着用するようにいます。それから本人や家族から体調などをひと通り聞いたのち、バイタルサインをチェックします。

　「食事の摂取量が最近減っている」「便秘が続いている」「呼吸苦の訴えがある」など、気になる症状については丁寧に聞き取っていきます。また、「仙骨部の皮膚に発赤が見られる」などの情報があれば、必ず自分の目で確かめます。

医療処置だけでなくセルフケアの指導も

　カテーテル管理や吸引、褥瘡の処置などの医療的な処置、清潔や排泄などのケア、リハビリテーション、体の異常の早期発見などはもちろん重要ですが、訪問看護師には、患者や家族のセルフケア能力を高めるための支援という大きな役割があります。そのことを念頭に置き、タイミングを見計らいながら指導したり相談に乗ったりします。継続的なケアができるという訪問看護のメリットを生かし、相手のペースに合わせながら長期的な目でみていきましょう。

　また、信頼関係ができてくると、患者や家族はいろいろなことを話してくれるようになります。そうした話の中にケアのヒントが含まれていることもあるので、「話を上手に聞くこと」も訪問看護の仕事。話しやすい雰囲気づくりも大切です。

訪問先での仕事の流れ

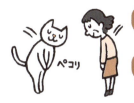

あいさつ・手洗い

↓

体調や症状の確認

食事の摂取状況、排泄状況なども聞き取る

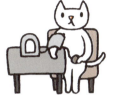

↓

バイタルサインのチェック

↓

必ず自分の目で
確認する

フィジカルアセスメント

症状、褥瘡の兆候など異常の有無を観察・評価

↓

処置やケア

注射、褥瘡処置など医療的処置
清潔、排泄、服薬などのケア

↓

相談、指導など

↓

連絡ノートの記入

ケアマネジャー、
ヘルパーなどと情報を
共有する連絡ノートが
あれば記入する

↓

片付け、手洗い、次回訪問日の確認

↓

辞去

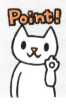

Point!

● 限られた時間の中で、必要な観察や処理を行いながら、家族や患者との会話の中からケアのヒントを得る

● 患者や家族を指導したり、相談にものる

訪問看護師と多職種の協働・連携

異なる機関のさまざまな職種が一つのチームとして動く

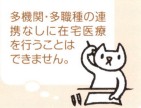

多機関・多職種の連携なしに在宅医療を行うことはできません。

複数組織の連携で在宅医療は成り立つ

　在宅医療は、訪問診療を行う病院や診療所、訪問看護ステーション、調剤薬局、介護施設など複数の組織が連携することで成り立っています。医療はもともと多職種が協働して行うものですが、在宅の場合は医療職に加え、ケアマネジャー、介護福祉士、ヘルパーなどの介護・福祉職員、医療機器業者、行政の職員など、より幅広い職種との協働が必要になります。在宅医療における多機関・多職種の協働は、地域医療連携（地域医療・介護連携）と呼ばれるシステムで支えられています。地域医療連携とは、医療機関などがそれぞれ役割分担と専門化を進め、お互いに連携してその機能を生かすことにより、患者が地域で切れ目のない適切な医療を受けられるようにするものです。これに、介護・福祉機関や行政機関、介護用具取扱店などが加わることによって、地域包括ケアシステムが構築されます。

地域連携パスで一貫した医療サービスを提供

　連携をスムーズに進めるために運用されているのが、地域連携診療計画＝地域連携クリティカルパス（地域連携パス）です。これは、病院で使用されている治療計画（院内パス）と同様、患者一人ひとりに対して作成され、患者にかかわるすべての職種で共有されます。一貫した医療サービスを提供し、患者のQOLを維持・向上することがその目的です。

　このような多職種の協働、連携の中で、訪問看護師は医療と生活をバランスよく考えられる存在です。医療職と介護職、そして患者・家族の間を取り持ち、一つのチームとして有効に機能させる要としての役割が期待されています。

多職種が一つのチームとなる在宅療法

異なる機関のさまざまな職種が一つのチームとして動く

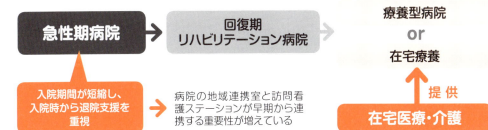

―――― 入院から退院までの流れ ――――

| 急性期病院 | → | 回復期
リハビリテーション病院 | → | 療養型病院
or
在宅療養 |

入院期間が短縮し、入院時から退院支援を重視

→ 病院の地域連携室と訪問看護ステーションが早期から連携する重要性が増えている

提供 ← 在宅医療・介護

―――― 地域医療・介護連携のイメージ ――――

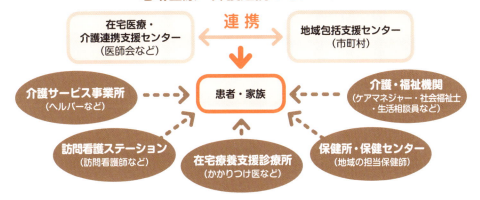

連携

在宅医療・介護連携支援センター（医師会など） ←連携→ 地域包括支援センター（市町村）

介護サービス事業所（ヘルパーなど）

訪問看護ステーション（訪問看護師など）

患者・家族

在宅療養支援診療所（かかりつけ医など）

介護・福祉機関（ケアマネジャー・社会福祉士・生活相談員など）

保健所・保健センター（地域の担当保健師）

連携をスムーズにするのが **地域連携クリティカルパス**

→
- 患者の健康状態やQOLを維持・向上させる
- 達成目標やそのためにすべきことを共有し、有効な医療・ケアを提供する

Point!
- 在宅療養を継続するには、地域の医療と介護の連携で切れ目のない適切な医療を提供することが不可欠
- 訪問看護師は多職種協働・連携の要となる

訪問看護の現在とこれから

「最期は自宅で」という希望を叶えるために

> 訪問看護師はまだ少数派ですが、今後需要が増してくることが予想されます。

在宅での看取り増加に伴い需要が増える訪問看護

現在、訪問看護ステーションで働く看護職員数は約4万1,000人です。年々増加しているものの、看護職員全体に占める割合は2％程度。まだまだ少数派ですが、今後、需要がいっそう大きくなっていくことは間違いありません。日本の場合、自宅で亡くなる人の割合は全国平均で12.7％ですが、高齢者の増加、国の在宅医療推進などを背景に、その割合はこれから増えていくとみられています。

「自宅で過ごしたい」という願いを叶える

人生の最後を過ごす場所は、かつてはほとんどが自宅でした。しかし、1970年代になると病院などが逆転し、近年は90％近くの人が病院などで亡くなっています。ところが、本当は多くの人が最期は自宅で過ごしたいと思っているのです。余命が限られた場合、「自宅で過ごしたい」と願う人は80％。別の調査でも、余命6カ月以内の末期状態となった場合に、「自宅で療養したい」と思う人は60％を超えており、実際に訪問看護の利用者数は増加しています。

また、訪問看護を利用している人は、自宅で亡くなる割合が高いというデータもあります。自宅死亡率の全国平均は右ページのように12.7％ですが、訪問看護ステーション利用者の場合は56.3％と半数以上が自宅で亡くなっています。訪問看護が「最期は自宅で」という希望を実現する力になることを示しています。

海外事情に目を向けると、自宅で亡くなる人はスウェーデン51.0％、オランダ31.0％、フランス24.2％。仮に、オランダと同程度の30％に日本の自宅死亡率を上げると、訪問看護師の数は、約15万人が必要だと考えられています。

日本人が最期を迎える場所をデータでみる

実際の死亡場所と希望にはギャップがある！

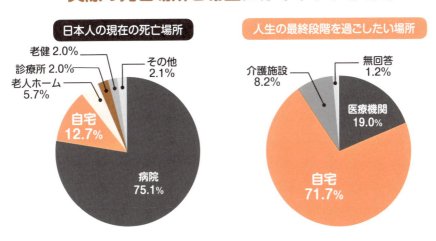

日本人の現在の死亡場所

- 老健 2.0%
- 診療所 2.0%
- その他 2.1%
- 老人ホーム 5.7%
- 自宅 12.7%
- 病院 75.1%

人生の最終段階を過ごしたい場所

- 介護施設 8.2%
- 無回答 1.2%
- 医療機関 19.0%
- 自宅 71.7%

出典：厚生労働省「平成26年人口動態調査」、「人生の最終段階における医療に関する意識調査（平成26年）」

訪問看護ステーションの利用者の死亡場所

■ 在宅死　■ 在宅以外での死亡

	在宅死	在宅以外での死亡
全国平均	12.9%	87.1%
訪問看護ステーション利用者	56.3%	43.7%

「最期は自宅で過ごしたい」という希望を実現している

出典：全国訪問看護事業協会「訪問看護アクションプラン2025」（平成25年人口動態調査、「訪問看護の質確保と安全なサービス提供に関する調査研究事業〜訪問看護ステーションのサービス提供体制に着目して〜」）

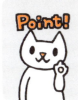

Point!

- 在宅での看取り増加にともない、訪問看護師の需要も増える
- 将来的には、約15万人の訪問看護師が必要だといわれている

大規模な事業所を増やす取り組みも

訪問看護ステーションの事業所は増加の一途

> 訪問看護ステーションは増加していますが、ほとんどは5人以下の小規模な事業所です。

訪問看護ステーションの大半は小規模事業所

　訪問看護を行う事業所は、訪問看護ステーションと病院・診療所です。事業所数は全体的に増えていますが、訪問看護ステーションが延びている反面、病院・診療所の訪問看護は減っています。

　訪問看護ステーションの開設者は、営利法人がもっとも多く35.3％。次いで医療法人34.7％、そして社団・財団法人11.3％、社会福祉法人8.0％の順です。ほかに、社会保険関係団体、NPOなどが開設、運営するものもあります。

　規模もいろいろですが、もっとも多いのは常勤看護職員数5人未満の小規模な訪問看護事業所で、全体の57.8％を占めています。しかし、小規模な事業所で24時間対応を行うことは難しいのが現実です。そこで、大規模な訪問看護ステーションを増やす目的で、常勤看護職員が5人以上で24時間対応、年間の看取り件数、重症児受け入れ数などいくつかの要件を満たした事業所は、「機能強化型訪問看護ステーション」として診療報酬でも評価されるようになりました。

一月の訪問回数は約400回

　訪問看護の利用者には、医療保険の利用者と介護保険保険の利用者がいますが、その割合は、医療保険25.5％、介護保険74.5％です。ただし、がん末期や精神科疾患の患者が多い訪問看護ステーションは、医療保険の割合が高くなっています。

　さまざまなデータを総合すると、常勤職員6.1人、1カ月の利用者数約67人、同訪問総回数約400回というのが、平均的な訪問看護ステーションということになります。

訪問看護ステーションの状況をデータで見る

訪問看護事業所数の推移

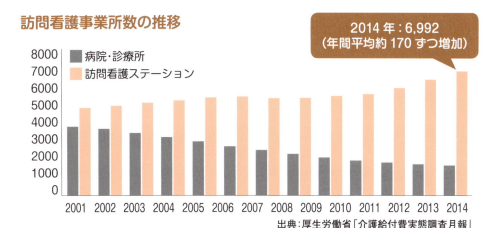

2014 年：6,992
（年間平均約 170 ずつ増加）

- 病院・診療所
- 訪問看護ステーション

出典：厚生労働省「介護給付費実態調査月報」

1 カ月間の平均的な
訪問看護ステーションの訪問看護

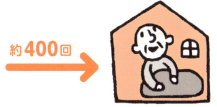

介護予防訪問看護… **6.3**人／月
訪問看護………… **61.2**人／月

訪問看護師

常勤換算 **6.1**人
（うち看護職員 4.6人）

約**400**回 →

利用者……約**67**人／月

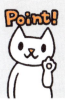

Point!

- 看護職員が3〜5人の事業所が半数を占める
- 要件を満たした事業所は「機能強化型訪問看護ステーション」として評価される

COLUMN

訪問看護の保険制度

　訪問看護は、医療保険によるものと介護保険によるものがあります。医療保険による訪問看護は、小児から高齢者まですべての人が利用できますが、介護保険を利用できるのは、65歳以上で要介護・要支援と認定された人と、40〜64歳で厚生労働大臣が認める疾病等（16種類の特定疾病）で要介護・要支援と認定された人です。医療保険と介護保険では介護保険が優先されます。

医療保険と介護保険の比較

	医療保険	介護保険
対象	すべての年齢の人で、かかりつけ医により訪問看護が必要と判断された人	❶65歳以上で要介護・要支援と認定された人 ❷40歳から64歳までの公的医療保険に加入している人で、16種類の特定疾病のために要介護・要支援と認定された人 ❸（❶❷に加え）かかりつけ医により訪問看護が必要と判断された人
自己負担額	● 75歳以上の人は、原則として利用額の1割（現役並み所得者は3割）を負担 ●70歳未満の人は原則として3割を負担する ●一定時間を超える分や、休日・時間外は差額を自己負担する ●交通費、おむつ代、死後の処置は実費を負担する	●原則的に利用額の1割を負担する（一定以上の所得のある人は2割） ●支給額を超える分は自己負担する
利用時間や回数	●保険給付の対象となるのは、通常は1日1回、週3回まで、1回30分から1時間30分という規定があるが、急性増悪の場合は、「特別訪問看護指示書」の発行により14日間を期限に毎日の訪問が可能になる ●厚生労働大臣が定める疾病等の患者は、医師が必要性を認めた上で、週4日以上の訪問看護が利用できる	保険給付の対象となるのは、支給限度基準額で収まる回数内の利用（ほかのサービスの利用量によって、使える回数が変わる）、1回の訪問で最大90分まで ※介護保険の訪問看護料金は、20分未満、30分未満、30分以上60分未満、60分以上90分未満に分類され、それぞれに設定されている

Part **2**

在宅療養中のケア方法

* *

在宅療養の継続を目標に

医療行為を安全に行えるように支援する

患者のセルフケア能力を高めるという視点で支援します。

患者と家族の不安に寄り添う

在宅療養中の患者には、痰の吸引や酸素吸入などの医療行為を必要とする人が多くいます。病院であれば看護師など医療職が医療行為を行い、機器類を管理しますが、在宅療養の場合は、患者や家族に行ってもらう（セルフケアしてもらう）必要があります。しかし、ほとんどの患者や家族は、「自分にできるだろうか」「もし間違えてしまって何かあったらどうしよう」など、大きな不安を抱えています。それを乗り越え、安心して毎日を過ごせるように、日頃の指導や相談を通じてセルフケア能力を高めるのが訪問看護師の役割です。患者や家族の生活背景、年齢などに配慮しながら、必要な知識や技術を身につけられるよう支援していきましょう。

療養中に予測されるトラブルを未然に防ぐ

在宅の医療行為は、状態を安定させてADLやQOLの維持・向上につなげることが目的です。「生活」を中心に考え、患者や家族がどこまで自力でできるかをアセスメントし、必要な援助を提供していくという個別的な対応が求められます。ホームヘルパーなど介護職との連携では、介護職が行える行為の範囲を把握しておくことが大切です。例えば「痰の吸引」は、2012年から介護職も行うことが可能になりました（146ページ参照）。

在宅療養を無理なく継続させるためには、訪問時に状況をよく観察して情報収集し、予測されるトラブルを未然に防ぐ対策をとることが大切です。患者と家族、介護職、医療職がどう役割分担をすればよいかもアセスメントし、安全に医療行為を行っていけるよう支援しましょう。

訪問看護師がサポートし、患者・家族がケアに参加

在宅療養でよく行われる医療行為

- 痰の吸引
- 在宅酸素療法（HOT）
- 人工呼吸器による呼吸管理
- 気管カニューレの装着
- 吸入（ネブライザー）
- 在宅中心静脈栄養

- 経管栄養法
- 膀胱留置カテーテル
- 褥瘡ケア
- 摘便
- 在宅緩和ケア

など

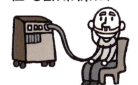

在宅酸素療法

- インスリン療法
- ストーマケア
- 持続携行式腹膜透析（CAPD）

などは、セルフケアが基本。
患者や家族が高齢で自力ではできないときに、訪問看護師が手助けする

訪問看護のポイント

- 訪問前に機器の種類や設定条件などを確認。予測される**トラブルに対応できるように準備**しておく

- 訪問時は前回訪問時以降の状況、機器類に不具合や困りごとがないか確認。**トラブルの兆候の有無を観察**する

- 訪問後は改めてアセスメントし、**トラブルを未然に防ぐために多職種と情報共有や依頼**などをする

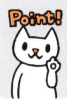

Point!

- 患者や家族のセルフケア能力を高めるサポートをする
- トラブルを未然に防ぐためのアセスメントや支援が大切

気道に薬剤を投与して、去痰を促す

在宅でのケア

痰の吸引

痰の吸引は、痰（気道分泌物）の喀出が自力では困難な人に対して行うケアです。

ケアの目的と概要

- 痰が気道にたまったままだと、**窒息**や**呼吸機能の低下**、**感染などのリスク**が高まる。気道から痰を取り除くことによって、患者も呼吸が楽になる。ただし、吸引時に患者が苦痛を感じることも多いので、**吸引前の声かけ**や、**できるだけ苦痛の少ない体位**などを工夫する必要がある

- 加湿や水分補給、体位ドレナージ、体位交換などの喀痰ケアを日常的に行うことが大切である

- 痰の吸引は家族や介護職なども、訪問看護師などの指導を受けて行うことができる

観察のポイント

- 呼吸音、胸郭の動き、左右差
- 酸素飽和度
- 喀痰の性状、量、吸引の頻度など
- 呼吸困難の有無など
- チアノーゼの有無、意識状態など全身状態

手技のポイント

- 清潔操作の徹底
- 患者の苦痛の低減
- 患者への声かけ

必要な物品

在宅Point!

吸引器は福祉用具を取り扱う事業所からレンタルすることができる。一時的な使用であれば、地域包括支援センターや保健所から借りることも可能

- 吸引器
- 吸引カテーテル（成人の場合12～14Fr）
- 消毒綿
- 洗浄水（水道水）
- カテーテル保管容器
- 潤滑剤
- ディスポ手袋

ケアの手順（口・鼻の場合）

① 手洗いをして手袋をつける

② 患者に、口または鼻から吸引することを伝える

③ 陰圧（−20kPa）を確認。カテーテルを吸引器に接続し、洗浄水を少量吸引して確認する

④ カテーテルの接続部付近を折り曲げ、陰圧のかからない状態にして、口または鼻からカテーテルを挿入する。挿入しにくい場合は潤滑油を使用する

⑤ 粘膜を強く刺激しないように注意しながら、10〜15cm程度挿入し、カテーテルの折り曲げていた部分を離し、痰を吸引する

⑥ カテーテルを軽く回転させながら痰のたまっている部分を探し、十分吸引する 　口からカテーテルを挿入する場合は、先に口腔内にたまっている唾液を吸う

⑦ ゆっくり引き抜く 　カテーテル挿入から抜去まで、10秒程度を目安に

⑧ カテーテルの汚れを消毒綿で拭き取った後、洗浄水を吸い、カテーテルと連結チューブの内腔を洗う

⑨ 十分に痰を取り除くことができたか患者に確認し、呼吸音や全身状態を確認する

Part2

痰の吸引

患者・家族への指導

● カテーテルと吸引器の取り扱い方法と手順
● 清潔操作の方法
● 痰の性状や量の観察法
● 患者の状態観察のポイント
● 災害時、停電時の対応

多職種との連携

● 吸引手技、観察点、連絡ノートなど情報共有ツールへの記録法などをヘルパーに指導する
● 異常が起こった際の対処法をヘルパーに指導する
● 物品の調達などは、ケアマネジャーと相談する

Point! 痰の吸引は、終末期の患者や要介護度の高い患者では日常的な医療行為です。それだけに基本的な手順や手技を守ることが重要になります。人工呼吸器、気管カニューレを装着中の患者の吸引も基本は同じですが、それぞれに注意点があります。

低酸素状態を改善し、ADLを拡大

在宅酸素療法 （home oxygen therapy:HOT）

慢性呼吸不全の人、循環不全の人などに対して自宅で酸素吸入をするケアです。

ケアの目的と概要

- 慢性閉塞性肺疾患などの肺疾患による慢性的な呼吸不全、弁膜症や心不全などによる慢性的な循環不全は低酸素血症を招く。そのような患者に対して**継続的に酸素を投与し、ADLやQOLを向上させる**

- 酸素が組織に十分に供給されることによって、肺や心臓はもちろん全身的な負担が軽くなり、生命予後の延伸にもつながる

- **酸素の扱いについて、患者や家族への指導が重要。**最近は在宅酸素機器の性能が上がり、コンパクト化も進んで扱いやすくなっている

観察のポイント

- バイタルサイン
- 経皮的動脈血酸素飽和度（SpO_2）、高炭酸ガス血症症状の有無
- 活動による呼吸状態の変化
- 酸素流量は適切か

在宅 Point!
活動状況やHOTに対する理解、生活への意欲なども観察する

必要な物品

在宅 Point!
酸素供給装置などの機器類が、その人のライフスタイルやADLに合っていることが大切

- 酸素供給装置（酸素ボンベ、液体酸素リザーバー、酸素濃縮器、携帯用酸素ボンベなど）
- 酸素の加湿器、蒸留水
- カニューレ
- 延長チューブ
- マスク

ケアの手順

① 酸素供給装置などを確認
- 装置の使用状況（装着時間、使用時刻、使用していないときの呼吸状態など）
- 装置の管理状況　・酸素流量、吸入時間など設定条件
- 加湿器の水量　・カニューレ、延長チューブなどの使用状況
- フィルターの交換時期　・医療機器供給業者によるメンテナンス時期

② 身体の状態、症状を確認
- バイタルサイン、SpO_2、自覚症状など

③ 自己管理（セルフケア）の状況を確認
- **ADLの自立度**
- **自己管理の状況**：感染予防、禁煙
- **睡眠**：不眠の有無、睡眠時のカニューレなどの状況
- **移動**：活動状況と呼吸状態
- SpO_2の自己チェック

④ 呼吸器リハビリテーション

> **在宅**
> **Point!**
> 自己管理が基本なので、機器類・器具類の管理能力やセルフケア能力の向上を促すケアが重要

患者・家族への指導

- 酸素供給装置の取り扱い、火気に対する注意など
- 禁煙、感染予防、栄養管理など自己管理方法
- 呼吸困難時の対処法
- 災害時、停電時の対応

多職種との連携

- 酸素供給装置の設定条件の情報共有や取り扱いの指導を行う
- 呼吸困難時の酸素流量の指示をかかりつけ医に確認しておく

Point! HOTは、患者のADLやQOLを向上させることが目的ですが、引きこもりがちになってしまうことも少なくありません。楽しみを見つけ、行動範囲を広げられるような援助も必要になります。火気に対する注意など、安全にHOTを行うための支援は必須です。

機械で呼吸の補助・管理を行う

在宅でのケア

人工呼吸器

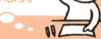

自発呼吸が困難な人に対して、換気量の維持、酸素化の改善を行います。

ケアの目的と概要

● 神経疾患、筋疾患、呼吸器疾患などのために自発呼吸が困難な人に対して、**人工呼吸器で呼吸を助けることにより、生命を維持**する

● 人工呼吸器のトラブルは生命に直結するため、予測されるトラブルを予防することが重要

● 気管挿管、気管切開を伴う**侵襲的人工呼吸器（TPPV）**と、マスクを用いる**非侵襲的（気管切開）人工呼吸器（NPPV）**があり、後者の場合はADL拡大という目的もある

観察のポイント

● バイタルサイン、ADLの状況

● 喀痰ケアの状況

● 関節の拘縮、褥瘡などの有無

● 人工呼吸器の管理状況、設定条件などの確認

● 肺音、SpO_2、肺炎リスクの確認

● NPPVの場合、マスク装着の手技、皮膚トラブル

● 災害時、停電時の準備

必要な物品

● 人工呼吸器とそれに付属する機器類、器具類

● 痰の吸引に必要な機類、器具類

● バックバルブ

● 呼吸器設定確認用シート

● TPPVの場合は患者と意思疎通するためのツール

在宅 Point!

家庭で家族がなるべく容易に扱えるよう、機器や器具の配置などの工夫も

Part2 在宅療養中のケア方法

ケアの手順

①　身体の状態、症状を確認
- バイタルサイン、SpO_2カニューレのカフ圧、気道内圧、換気量の確認
- 発熱など感染症の症状に注意する。意識のある人に対しては自覚症状を確認
- 喀痰ケアの状況を確認し、必要に応じて痰の吸引を実施する
- 関節の拘縮、褥瘡、浮腫などの有無を確認

> 患者に意識がない場合でも、声かけはきめ細かく行う

②　栄養、排泄、清潔、睡眠の状況を確認
- **栄養**：経管栄養の摂取状況、栄養関連の検査データチェック
- **排泄**：尿量、排便の回数・量・性状
- **清潔**：入浴サービスの利用状況確認
- **睡眠**：睡眠状況

③　リハビリテーション
- 廃用症候群の予防とQOL向上のために、関節可動域訓練などを行う

④　人工呼吸器などの取り扱い状況を確認
- 設定条件、カニューレのカフ圧、気道内圧、換気量の確認
- 安全に適切に取り扱えているか、困っていることや、不安に思っていることはないか
- 医療機器供給業者によるメンテナンス時期、使用物品の在庫状況など

患者・家族への指導

- 喀痰ケア、感染予防のことなど
- NPPVを利用している人の場合は、ADL拡大の支援などを行う
- 災害時、停電時の対応
- アラーム時の対応
- バックバルブの使用方法

多職種との連携

- 人工呼吸器の設定条件の情報共有
- 人工呼吸器の取り扱いなどの指導
- 人工呼吸器供給業者との連携
- 栄養、リハビリスタッフとの連携
- 呼吸状態、全身状態の変化があれば、かかりつけ医に連絡する

Point!　意識障害の有無、ADLの状況などに応じて、個別的にケアを考える必要があります。また、人工呼吸器によって安定した呼吸管理が可能となりますが、家族の負担が大きいので、不安などにしっかり耳を傾け、レスパイトケアを含めて支援していくことが大切です。

褥瘡の予防・早期発見・治療

在宅でのケア

褥瘡ケア

褥瘡リスクを適切に
アセスメントし、予
防、悪化防止
することが大
切です。

ケアの目的と概要

- 同一体位による圧迫、体位交換や移動時の摩擦に加え、栄養状態の低下、浮腫、湿潤、末梢循環不全、そして加齢による皮膚の老化、家族の介護力など、**褥瘡のリスク因子を検討し予防**する
- 褥瘡の兆候を早期発見し、**褥瘡に至る前に対処**する
- 褥瘡ができてしまった場合は、適切な処置をすみやかに行い、早期治癒を目指す
- **医療・介護職と家族がチームとなり、同じ意識でケアにあたる**ことが大切

観察のポイント

- 褥瘡のリスク因子の有無と程度
- 仙骨部、坐骨部、大転子部など褥瘡の好発部位の状態
- 痛み、かゆみなどの自覚症状、知覚の状態
- 体位交換、移動、移乗などの状況

手技のポイント

- 褥瘡は全身状態や家族の介護力も強く影響するので、総合的なケアが求められる

必要な物品

- 褥瘡治療用の薬剤、ドレッシング材、衛生材料
- 褥瘡の大きさを計測するスケール
- 患部を撮影するためのカメラ

在宅 Point!
褥瘡の兆候にすぐ対処できるよう、リスク評価をしっかり行い、ハイリスクの場合はドレッシング材や衛生材料を医師に処方してもらう

在宅 Point!
家族の介護力を評価し、必要な支援に結びつける

ケアの手順

① **全身状態の観察**
- バイタルサイン、活動性の状況、栄養状態、病的骨突出浮腫の状態、尿便失禁の有無をチェックする

② **皮膚の観察**
- 褥瘡好発部位の観察　・湿潤
- 褥瘡の兆候
  （持続する発赤、痛み・かゆみなど）
- 痛みやかゆみの有無

> **在宅Point!**
> 失禁や排便の状況など、湿潤に影響する因子の観察も行う。下痢が続く場合などは、かかりつけ医に報告し、緩下剤の変更などを検討する

③ **褥瘡に対するケア**
- スキンケア
- 褥瘡の評価
  （ブレーデンスケール、NPUAPの分類、DESIGN-RRなどを用いて客観的に評価する）
- 褥瘡処置（洗浄、ドレッシング材による保護など）
- 除圧、体位の工夫（体位を変えた場合に「ズレ」が生じないように注意する）

> 急性期の褥瘡は発生後急速に変化するため、早期に適切なケアを行い、悪化させない

④ **寝具の状態を観察**
- 底つき現象の有無
- 寝具、車イスによる圧迫、摩擦ズレなど

> 体圧分散マットレスの活用なども検討する

患者・家族への指導

- 褥瘡予防の指導（体位交換・移動・移乗の方法、清潔保持、浮腫の対処法など）
- 褥瘡の早期発見のポイントを指導
- 褥瘡処置の指導

多職種との連携

- 褥瘡リスク、褥瘡の状態などの情報を共有する（画像を活用）
- 統一したケアを行う
- 体圧分散マットレスの利用、訪問入浴サービスなどの迅速な導入

Point! 褥瘡は慢性化すると治癒に時間がかかり、感染症のリスクも増します。このため、多職種が連携して統一した評価、ケアを行うことによって褥瘡の発生や悪化を防ぐことが重要です。家族の介護力が低い場合は、より手厚い支援が必要になります。

Part**2**

褥瘡ケア

輸液剤で栄養状態を維持・改善

在宅中心静脈栄養（home parenteral nutrition:HPN）

経口的、経腸的に栄養摂取が困難な人は、エネルギーの補給が必要です。

ケアの目的と概要

- 摂食、嚥下、消化の機能障害によって、経口・経腸的な栄養摂取が不可能、あるいは不十分な人の**低栄養状態を維持・改善することを目的に行う**

- 上大静脈に中心静脈カテーテルを挿入し、高濃度の高カロリー輸液製剤を注入することで栄養を補給する

- 在宅で用いられる中心静脈カテーテルには、病院で一般的に行われている**体外式カテーテル**と、**皮下埋め込み式ポート**がある

観察のポイント

在宅 Point!
在宅の場合は、抜去や感染症のリスクが低く、拘束感も少ない皮下埋め込み式ポートが選択されることが多い

- カテーテル刺入部位、ポート埋め込み部位・針の刺入部位の皮膚トラブルがないか

- 輸液剤の滴下状態（カテーテルの詰まりの有無確認）

- 輸液ポンプの設定条件、作動状況

必要な物品

- 輸液剤
- ヘパリンロックの物品
- ドレッシング材（透明なフィルムタイプ）
- 輸液ポンプ、携帯用HPNポンプ
- 点滴架台、S字フック

ケアの手順

① **全身状態の観察**
- バイタルサイン（発熱など感染症の症状に注意）
- 高血糖・低血糖、電解質異常の症状
- 栄養状態（体重の増減の有無、皮下脂肪の測定、浮腫の有無、輸液剤の注入量の確認、微量元素欠乏症の兆候など）

在宅 Point!
感染症の兆候、埋め込み部位・刺入部位の異常などを発見したときは、すぐにかかりつけ医に報告し、指示を受ける

② **カテーテル刺入部位、ポート埋め込み部位の観察とケア**
- 皮膚の状態（発赤、腫脹など）、液漏れの有無など

在宅 Point!
針・輸液ルートの交換は、ほとんどの場合、訪問看護師が行う

③ **輸液ルート、輸液ポンプ等の観察とケア**
- 接続状態の確認
- 輸液剤の滴下状態、輸液バッグの交換
- 血液の逆流、閉塞、空気誤入の有無
- 輸液ポンプの作動状況
- 確実な固定の工夫

シャワー・入浴時のヘパリンロックなど、活動状況とHPNの管理状況を確認。ADLやQOLの低下を防ぐ

④ **針、輸液ルートの交換**
- 曜日を決めて訪問看護師が行う
- 清潔操作を徹底し、感染予防する

患者・家族への指導

- 機器類、輸液剤の取り扱い、輸液バッグの交換方法、ヘパリンロックや輸液ルート接続の手技など
- 低血糖・高血糖、電解質異常の早期発見と対処法
- ポンプ業者の連絡先を知っておく
- 輸液ポンプ、アラーム時の対応方法

多職種との連携

- HPNに関する情報共有
- 感染予防、感染症の早期発見と報告
- 低血糖・高血糖、電解質異常の早期発見と報告
- ADLやQOLの目標の共有

Point! HPNのトラブルで多いのは、**感染、抜去、血液の逆流・閉塞、空気の誤入など**です。また、長期にHPNだけで栄養補給をしていると、微量元素欠乏症をしやすいので注意が必要です。局所、全身、機器・器具類などをトータルにアセスメント、管理します。

栄養剤で栄養状態を維持・改善

在宅でのケア

経管栄養

経口摂取が困難でも、消化機能が保たれている人に対して行うケアです。

ケアの目的と概要

- 意識障害、神経疾患、筋疾患などが原因で摂食、嚥下の困難な人、悪性腫瘍による通過障害のある人などに対して、経鼻的または経皮的にカテーテルを挿入・留置して栄養を注入。栄養状態の維持、改善を図る
- **経鼻経管栄養法**、**胃瘻による経皮経管栄養法**がある
- 低栄養状態を改善することにより、全身状態の改善、ADLの拡大、QOLの向上が期待できる

観察のポイント

- 経鼻カテーテル、胃瘻カテーテルの状況
- カテーテル挿入部位の皮膚症状
- 栄養剤注入中の漏れ、嘔吐、下痢の有無
- 栄養状態や、排尿や排便の状況
- ADLやQOLの状況

手技のポイント

- 清潔に留意した操作
- 患者の体位
- 栄養剤の温度調整
- 栄養剤の注入速度の調整

必要な物品

在宅 Point!

一般的に、イリゲーター、経腸栄養セット、カテーテルチップシリンジは医療機関から提供される

- イリゲーター
- 経腸栄養セット
- カテーテルチップシリンジ
- 栄養剤

栄養剤はディスポーザブルのバッグ型のものもある

ケアの手順

① **全身状態の観察**

② **カテーテル挿入部位およびカテーテルの観察とケア**
- 皮膚の状態（発赤、痛み、出血、血芽、潰瘍の有無など）
- 適切に挿入されているか（抜去しかかっていないか）
- カテーテルの閉塞の有無
- 挿入部の洗浄
- 消化液による皮膚のびらん、肉芽の形成がみられる場合は、かかりつけ医に報告する

③ **消化器症状の観察**
- 栄養剤注入時の嘔気や嘔吐、腹痛、腹満感など
- 便秘や下痢の有無

④ **カテーテルの交換の目安**
- 経鼻カテーテルは2週間に1回訪問看護師が交換
- 胃瘻カテーテルはバンパー型で約6カ月、チューブ型で約1～2カ月に1回医師が交換

在宅 Point! 胃瘻が抜去しかかっている場合は、かかりつけ医に報告する

半固形栄養剤を用いた胃瘻の短時間注入法は、短時間でまとまった量の半固形物が胃内に入るため、より生理的な消化器運動や消化吸収が期待できる

患者・家族への指導

- カテーテルの管理
- 栄養剤の注入法
- 栄養剤の保存
- 生活パターンに合わせた注入時間の設定
- 下痢、嘔吐時の対応方法

多職種との連携

- ホームヘルパーに対する指導
- かかりつけ医との連携
- 調剤薬局との連携（栄養剤の調達など）
- 管理栄養士との連携

Point! 経管栄養の手技は、家族や患者本人が日常的に行うものですが、栄養剤の温め方や注入速度、漏れ・嘔吐・下痢などのトラブル、器具の清潔保持など、なかなかすべては覚えられないことも。わかりやすく紙にまとめるとともに、繰り返し指導するようにします。

Part**2**

経管栄養

尿を持続的に排出させる

在宅でのケア

膀胱留置カテーテル

尿路狭窄や神経因性膀胱などが原因で、排尿障害のある人に対して行います。

ケアの目的と概要

- 膀胱留置カテーテルは、排尿障害のある患者に対して、膀胱にたまった尿を持続的に排出させ、**膀胱に過剰に尿が貯留するのを防ぐ**ために留置する
- 排尿障害の原因は、尿路狭窄、神経因性膀胱、意識障害、脊髄損傷などさまざま
- 患者のADLの状況に応じて、蓄尿バッグの種類を選択することができる
- 頻尿により夜間睡眠に問題を抱えていたり、尿失禁のため皮膚トラブルがひどいときは、やむをえず留置することもあるが、基本的には行わない

観察のポイント

- 尿路感染症状の有無
- 尿量
- カテーテルのトラブル（漏れ、閉塞など）
- 皮膚トラブル（尿道口、固定部分）
- 自己抜去、事故抜去のリスク
- 患者のADL、QOLの状況
- 膀胱留置カテーテルの必要性
- カテーテルの取り扱いに対する患者や家族の不安

在宅 Point!
膀胱留置カテーテルの意義や取り扱い方法、トラブルの対処法について、患者や家族の理解があることが前提

必要な物品

- 膀胱留置カテーテル
- 消毒液など
- 鑷子
- 潤滑剤
- テープ
- 蓄尿バッグ
- 消毒綿
- 蒸留水
- シリンジ
- 手袋

男性患者は前立腺肥大の可能性から医師が交換するが、女性患者の場合は、膀胱留置カテーテルの交換を訪問看護師が行うこともある

ケアの手順

① **全身状態の観察**
- バイタルサイン（発熱など尿路感染症の症状に注意）
- 膀胱刺激症状の有無

② **尿の観察（量、色、性状、尿の流出状況など）**

③ **外陰部の観察**
- 保清の状況
- 挿入部からの尿漏れの有無
- 発赤、潰瘍、痛みの有無など

④ **カテーテル、蓄尿バッグの状況を観察**
- カテーテルの固定確認し、必要に応じて再固定する。男女で固定方法が異なり、確実に固定する工夫が必要
- カテーテルやチューブの折れ曲がりなどのチェック
- 蓄尿バッグの位置

> 膀胱留置カテーテルの必要性を評価し、不要であれば早期の抜去を目指す

⑤ **尿路感染症予防のために陰部洗浄を行う**

⑥ **カテーテルの閉塞を予防するためにミルキングを行う**

⑦ **トラブル発生時の対応**
- カテーテル抜去時は、訪問看護師がかかりつけ医に報告し、再挿入してもらう
- 尿路感染症が疑われる症状、血尿、膀胱刺激症状などがある場合は、かかりつけ医に報告して対処する
- 挿入部からの尿漏れなどがある場合は、かかりつけ医に報告してカテーテルのサイズ変更を検討する

患者・家族への指導

- 1日1.5リットル以上の水分摂取
- 外陰部の保清
- カテーテルの取り扱い、固定方法、ミルキングの方法、蓄尿バッグの交換方法、尿量の測定法など
- 体位交換、移動、移乗の方法
- 予備のカテーテルを置いておく

多職種との連携

- ヘルパーに対する膀胱留置カテーテルの取り扱い方法指導
- トラブル発生時の対処法、連絡経路を共有
- トラブル発生時のかかりつけ医への報告、指示受け

Point! 尿路感染症を予防するために、在宅療養では一般的に2〜4週間に1回カテーテルを交換します。高齢の男性は前立腺肥大のあることが多いため医師が交換しますが、女性は訪問看護師が交換することもあります。可能な限り排尿自立の方向でケアすることが大切です。

たまった便を取り除き排便を促す

在宅でのケア

摘便

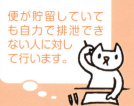

便が貯留していても自力で排泄できない人に対して行います。

ケアの目的と概要

- 食事内容の調整や腹部マッサージ、緩下剤の投与などを行っても自然な排便がない場合に、**肛門付近や直腸にたまっている便塊を指でかき出して排便を促進**させる
- 在宅療養中の患者は、加齢や膀胱直腸障害などのために腸の蠕動運動が弱くなり、便秘になりやすい
- **摘便は排便コントロールの一つ**であり、訪問看護のケアとしてよく行われる

観察のポイント

- 腹部症状、全身症状
- 食事の内容や量、排便の状況など
- 摘便によって排泄された便の量や性状
- 摘便後の腹部症状

手技のポイント

- 患者の羞恥心に十分配慮する
- 患者の状態によって体位を工夫する
- 肛門周囲をマッサージして弛緩させてから指を挿入する

必要な物品

潤滑油はサラダ油などでも代用できる

在宅 Point!

- ディスポーザブル手袋
- 潤滑油 (ワセリン、オリーブオイルなど)
- 紙おむつ
- トイレットペーパー
- 陰部洗浄用の物品
- ビニール袋、新聞紙

ケアの手順

① **腹部の観察**
- 腹満、腹部不快感、腹痛、ガスや便の貯留状況　・聴診器で腸の蠕動音を確認

② **患者に説明して同意を得る**
- プライバシーに配慮し、トイレやポータブルトイレで行う

③ **摘便の体位をとってもらう**
- 便器の場合は、腹圧がかかりやすい前傾姿勢
- ベッド上の場合は側臥位または仰臥位

④ **ゴム手袋をつけ、指の腹で肛門周囲をマッサージして弛緩させる**

⑤ **潤滑油を塗り、第2指か第3指を静かに肛門に挿入**
示指の手掌側を仙骨尾骨側に向け、尾骨側に肛門を広げる

> 肛門括約筋を、円を描くように押し広げる

⑥ **手前にある便塊から少しずつ取り除く**
肛門の内部に入っている指と、
外部にある第1指で便塊をつまむようにしてかき出す

> **在宅 Point!**
> 排泄物はトイレに流すか、紙おむつなどでくるみ、ビニール袋に入れて新聞紙で包んで捨てる

⑦ **排便の量、性状、臭いなどを観察する**

⑧ **肛門をトイレットペーパーで拭き取り、陰部洗浄を行う**

⑨ **腹部の状態や腸の蠕動音を確認**
患者の全身状態や表情なども観察する

患者・家族への指導

- 食事内容や量、水分摂取、腹部マッサージ、腰背部温罨法など、排便を促すケア
- 摘便後の観察（排便の状態、出血等のトラブルなど）

多職種との連携

- 摘便を実施したことを連絡ノートなどに記入し、情報共有する
- ヘルパーに排便状況の観察を指導
- 緩下剤の調整など医師との連携

Point! 摘便は、精神的・身体的負担が大きいので、長時間に及ばないように配慮します。また、実施する訪問看護師の爪が長かったり、とがっていると、粘膜を傷つけやすいので切りそろえておくようにしましょう。患者の状態によってはグリセリン浣腸も検討します。

ストーマの管理をサポートする

在宅でのケア

ストーマケア

> ストーマのある患者で、自分では十分に管理できない人に対して行います。

ケアの目的と概要

● 本来、ストーマ（消化器・尿路）は自己管理するものだが、加齢による体力の衰えや認知症などのためにそれができなくなった場合には、家族やヘルパーなどが管理を行い、訪問看護師がサポートする。訪問看護師がケアを行うこともある

● ストーマとは、直腸がんで直腸と肛門を切除する場合や、大腸が閉塞して便が通過できない場合に、大腸や回腸を用いてつくる便の排泄口。尿路ストーマとは、膀胱がんなどのために尿路変更術を行った場合につくる尿の排泄口である。その**位置や形、患者の状態などにより、使用しているパウチが異なる**

観察のポイント

● 排便コントロールの状況
● ストーマの状態（皮膚、陥没など）
● ケアの状況（漏れ有無、固定方法）
● 装具（パウチ）が患者の状態に合っているか
● ADLやQOLの状況。患者や家族の困りごと、不安、ニーズ

手技のポイント

● できるだけ自己管理を促すが、無理を強いることはしない
● 排泄にかかわることなので、羞恥心などにも配慮する

必要な物品

● 装具（交換用面板パウチ）
● 清拭用の物品
● スキンケア用品
● トイレットペーパー、ビニール袋、新聞紙

在宅Point!

排泄物等の後始末をきちんと行い、臭い漏れや周囲の汚染を防ぐ

ケアの手順

① **合併症の有無を観察**

早期合併症	浮腫、血流障害、壊死、粘膜皮膚接合部離開など
晩期合併症	狭窄、傍ストーマヘルニア、脱出、陥没、静脈瘤など
外科合併症	外科手術や疾患が原因で起こるもの
管理合併症	排泄物による皮膚トラブルなど

在宅
Point!
在宅療養
の患者は、
晩期合併症に注意

② **装具のタイプが合っているかどうかをアセスメント**
- パウチには面板とストーマ袋が一体になっているワンピースタイプと、面板とストーマ袋が別になったツーピースタイプがある

皮膚保護剤	便などの刺激から皮膚を保護する。装具の皮膚接着面にもついているが、ペースト状のものや、粉末状、板状、リング状のものもある

③ **便の量や性状と排便コントロールの状態を観察**
- ガスの状態、便出しの頻度・漏れの有無、パウチ交換の頻度なども確認

④ **日常生活のアセスメント**
- 食事、外出、入浴など　• ストーマ管理に関する困りごとや不安を聞く

⑤ **患者や家族の装具交換の手技を観察**
- 適切に交換を行っているか　• 臭いや便の漏れが起こらないようにできているか
- 皮膚トラブルに対処できているか

患者・家族への指導

- 装具の選択、装具交換の手技、皮膚保護剤の使い方など
- 皮膚トラブルや臭いの対処法
- 便が柔らかくなりやすい食品、硬くなりやすい食品、ガスの発生しやすい食品、臭いが強くなる食品の指導

多職種との連携

- ヘルパーに対する指導、情報共有
- 便の性状のコントロールが必要なときや、皮膚トラブル時などは、かかりつけ医へ報告・相談し、指示を受ける

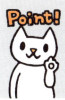

Point! **ストーマの位置は患者によって異なり、大きさもさまざまです。また、体形によっては面板と皮膚の間にすき間ができて、便漏れの原因になることもあるので、一人ひとりに合ったケアや指導が大切。排泄の問題は患者の行動範囲やQOLに直結するので、きめ細かなケアを心がけましょう。**

腹膜を使った透析方法

在宅でのケア

持続携行式腹膜透析 (continuous ambulatory peritoneal dialysis:CAPD)

慢性腎不全のために腎機能が低下した人に対して行います。

ケアの目的と概要

- 腎機能を補い、尿毒症を防ぐために行う。腹膜を透析膜として**4〜8時間ごとに透析液の入れ替えを行う**

- ネフローゼ症候群、IgA腎症、痛風腎、糖尿病性腎症などによる慢性腎不全のため、透析が必要な人で、**動脈硬化や重い心不全でシャント作成が困難な人、血液透析が適さない人、血液透析のための頻回な通院が困難な人**に適している

観察のポイント

- 腹膜カテーテル挿入部、出口部の保清
- 挿入部の炎症の有無
- 腹膜炎の早期発見
- 患者や家族の手技
- 透析液や機器類の管理

手技のポイント

- 清潔操作
- 透析液の温度調整
- CAPDシステムの接続

必要な物品

透析液は温めたものを使用する

在宅 Point!

- 透析液
- 排液用バッグ
- 計り
- マスク、時計、記録ノート

ケアの手順

① **CAPD手帳の記録確認**
- 体重、血圧、脈拍、体温、飲水、除水、尿量、便量
- バッグ交換時間、排液時間、使用した透析液の濃度や量、除水量（排液量から注液量を差し引いたもの）、排液の性状（混濁、フィブリン、血性の有無など）

> フィブリンが排液に混濁や血性がなければ様子をみてよい

② **腹膜炎症状（排液の混濁、腹痛、お腹の張り、発熱など）の有無を確認**

③ **腹膜カテーテル挿入部の観察**

④ **腹膜カテーテル出口部ケアの状況**

⑤ **透析液や排液バッグの在庫確認**

⑥ **バッグ交換の手技**
- (1) 透析液を人肌（36〜37℃）に温めておく
- (2) マスクをつけ、手洗いを行ったあと、手指をアルコール消毒する
- (3) 腹膜カテーテルに、排液バッグと透析液をそれぞれ接続する
- (4) 先に排液し、排液が終了したら透析液を注入する。1回の所要時間は約30分
- (5) 透析液の注入が終了したらバッグを切り離す
- (6) 排液の量を量り、性状を確認して記録する

患者・家族への指導

- 感染防止（腹膜カテーテル挿入部や出口部のケア、バック交換手技）
- 腹膜炎の早期発見
- 透析液や排液バッグの管理
- 食事指導（良質なたんぱく質の摂取、塩分・水分・ナトリウムの制限など）
- 災害を想定した透析液の準備

多職種との連携

- ヘルパーの指導
- 透析液などの供給業者との連携
- かかりつけ医への報告、指示受け
- 除水量が低下しているときは、早めに腎臓疾患のかかりつけ医と連携をとる

Point! CAPDは、血液透析よりも水分や塩分の制限が少なく、QOLを高く保てることがメリットです。しかし、高齢の人などでは自力で出口ケアやバッグ交換を行うことがだんだん難しくなっていくので、状況に応じた対処が求められます。将来の不安などに対する精神的なケアも忘れないようにしましょう。

気道に薬剤を投与する

吸入（ネブライザー）

気道の湿潤や、気道への直接的な薬剤投与が必要な患者に行います。

ケアの目的と概要

● 吸入器（ネブライザー）を用いて、去痰薬や気管支拡張薬などの薬剤、水分を微粒子として気道に噴霧し、気道の状態を改善する

● 気道の湿潤、去痰薬の投与により痰の喀出が促され呼吸が楽になるとともに、肺炎の予防につながる

● 喘息の患者の治療として行われる

● 気道感染症の治療として、抗菌薬や抗真菌薬を吸入することもある

観察のポイント

● 痰の量や性状
● 呼吸音
● 呼吸器感染症症状の有無
● 薬剤の副作用

手技のポイント

● 清潔操作
● 薬剤を正確な量投与する
● 確実な噴霧（薬剤投与）

必要な物品

吸入器は、患者の状態や療養環境に合うものを選択する　**在宅 Point!**

● 吸入器
● 蛇管などの回路
● マスクまたはマウスピース
● 吸入薬、蒸留水、生理食塩水
● 薬剤用の注射器
● ディスポーザブル手袋

Part2 在宅療養中のケア方法

ケアの手順

① **全身状態の観察**
- バイタルサイン（発熱など尿路感染症の症状に注意）　• SpO₂測定

② **呼吸状態や喀痰の状況を把握**
- 肺音や喀痰困難による呼吸苦、喀痰の量や性状、喀痰の増える時間帯など

③ **薬剤の副作用**
吸入に使用される主な薬剤と副作用

気管支拡張薬	頻脈、動悸、悪心・嘔吐、頭痛、手足のしびれ、不安感などの交感神経刺激症状
去痰薬	胃部不快感、悪心・嘔吐などの胃腸障害、頭痛など

> **在宅 Point!**
> 薬剤が指示された量正しく投与されているか、訪問時に残っている薬剤の量を確認するなどする

④ **吸入器や用具類、薬剤の管理状況**
- 吸入器、用具類の取り扱い・洗浄
- 薬剤の取り扱い、保管など

吸入器の種類	・コンプレッサー式（ジェット式） ・超音波式・定量噴霧式・メッシュ式

> **在宅 Point!**
> 訪問看護師が吸入器の特徴をよく把握し、患者や家族に適切に指導する

患者・家族への指導

- 吸入の目的
- 薬剤の使用量、取り扱い、保管方法
- 吸入器の使用法
- 感染予防のための清潔操作、器具類の洗浄
- 薬剤の作用と副作用。副作用が起きたときの対処法

多職種との連携

- 吸入の目的や実施時間、薬剤の副作用などを共有
- 薬剤の在庫確認と調達
- 副作用の早期発見

Point! 薬剤の吸入は、指示された薬剤量や時間が正しく守られるように援助することが大切です。患者や家族が吸入器を操作しますが、訪問看護師がその人が使用している吸入器の特徴を十分に把握し、適切に指導することでトラブルを未然に防ぐことができます。

直接気管内に挿入し気道を確保する

在宅でのケア

気管カニューレ

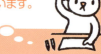

呼吸管理、意識障害による窒息の予防などのために行います。

ケアの目的と概要

- 意識障害の患者で**誤嚥や舌根沈下による窒息のリスクがある人**、**長期にわたる呼吸管理の必要がある人**、**気道分泌物（痰）の喀出が自力では困難な人**などの気道確保、呼吸管理を目的に気管切開を行い、気管カニューレを装着する

- 在宅療養では、複管あるカニューレ使用が多い。内筒と外筒にわかれており、内筒だけ外し、痰の除去が可能

- 自発呼吸があり、喉頭の機能が保たれている場合は、内筒と外筒の2筒構造になっている**スピーチカニューレ**を使用することにより、発声が可能になる

観察のポイント

- 気管切開孔の異常の有無
- 呼吸や喀痰の状態
- 感染症の症状
- 気管カニューレのトラブル（閉塞、カフのトラブルをなど）
- 患者のADLやQOLの状況
- 家族の不安や負担感

手技のポイント

- 清潔操作
- 気管カニューレの種類に応じた取り扱いの習得

必要な物品

> **在宅 Point!**
> カニューレ使用のとき気管孔の観察のため、訪問時にガーゼ交換を行うことが多い

- 消毒液
- 消毒綿球または消毒綿棒
- 滅菌ガーゼ
  ※滅菌ガーゼを使用しない場合もある
- 固定用テープまたは固定ベルト
- カフ用注射器、カフ圧計
- 吸引器、カテーテルなど吸引に必要な物品
- ディスポーザブル手袋

ケアの手順

① **全身状態の観察**
- バイタルサイン（発熱、呼吸音の異常など感染症の徴候）
- 呼吸状態、SpO$_2$、チアノーゼの有無　・痰の量や性状　・意識レベルの変化

② **気管切開孔の観察**
- 皮膚障害、出血、肉芽の形成など

③ **カフ圧の確認**
- 口腔内、サイドチューブの吸引をしてから行う

④ **閉塞など気管カニューレの異常の有無を確認**

⑤ **痰の吸引**

⑥ **必要に応じて気管切開部の滅菌ガーゼ交換**

⑦ **患者や家族の気管カニューレの管理状態を把握。指導を行ったり相談に乗ったりする**

気管カニューレ装着中のトラブル対処法

気管カニューレの閉塞、内腔の狭窄	加湿・吸入、体位ドレナージ、呼吸器リハなどを行い、喀痰を促し、吸引を行う。内筒を外して洗浄する
カフの空気漏れ、破損	かかりつけ医に報告
気管カニューレ抜去	カフの空気を抜いて再挿入し、かかりつけ医に報告

患者・家族への指導

- 気管切開孔のケア法（ガーゼ交換の手技など）
- 気管カニューレのカフ圧確認
- 吸引の手技
- 口腔ケア時の誤嚥予防（カフ圧の調節など）

多職種との連携

- 気管切開中の注意点を説明
- 発生したトラブルの情報共有

Point! 気管カニューレを装着している患者は、人工呼吸器を使用している人から、入浴や外出が可能な人までさまざまです。活動性に応じた援助をするために、患者の生活をよく観察することが大切。気管カニューレの種類と特徴についてもよく理解しておきましょう。

インスリンを補い血糖を安定させる

在宅でのケア

インスリン療法

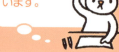

糖尿病で膵臓の機能が低下している人に対して行います。

ケアの目的と概要

- 糖尿病でインスリンを分泌する機能が失われてしまった人のほか、インスリン分泌機能が残っていても、食事療法、運動療法、糖尿病治療薬による治療の効果が不十分で高血糖が続く場合に、インスリン製剤を投与することにより、血糖を適切にコントロールする

- インスリン製剤には、インスリンの効果が現れるまでの時間と効果の持続時間により、**超速攻型**、**速攻型**、**中間型**、**混合型**、**持続型**の5種類がある

- 血糖コントロールにより、低血糖や糖尿病性昏睡、シックデーを予防することが重要

観察のポイント

- 血糖コントロールの状態
- 食事療法、運動療法の状況
- 糖尿病治療薬などの服薬状況
- インスリン自己注射の状況
- 糖尿病合併症
- 患者や家族の治療への理解、悩みなど

手技のポイント

- 血糖自己測定時、インスリン注射時の清潔操作
- 注射部位の選択

必要な物品

患者が使用している血糖自己測定器、ペン型注射器、インスリン製剤の特徴を把握

- 血糖自己測定器
- ペン型注射器、注射針、消毒綿
- インスリンカートリッジ（必要時）
- 記録ノート（インスリン製剤の種類と1回投与量が記されたもの）
- ハザードボックス

ケアの手順

① **全身状態の観察**
バイタルサイン、体調不良の有無

② **記録ノートの確認**
- 血糖値の変動、シックデー、高血糖、低血糖症状の有無・頻度など
- 体重、血圧、運動量（活動量）など

③ **食事内容や摂取量の確認と食事指導**

④ **血糖自己測定、インスリン自己注射の状況をアセスメントする**

> **在宅Point!**
> かかりつけ医から指示されている1日のエネルギー摂取量を把握し、適宜指導を行う

シックデーに注意!
食欲不振、下痢や嘔吐が続く、38℃以上の発熱が続く、300mg／dl以上の高血糖が続くなどの場合は、かかりつけ医に報告する

患者・家族への指導

- 血糖自己測定、インスリン自己注射の手技
- 高血糖、低血糖、シックデーの予防法と対処法
- 糖尿病性昏睡の予防と対処法
- 食事指導、運動指導
- インスリン製剤の保管

> 暴飲暴食、ストレス、感染症などがシックデーの原因になる

多職種との連携

- 高血糖、低血糖時の対処法、シックデーの対処法を共有する
- 患者や家族の悩みなどを共有し、援助につなげる

Point! 血糖コントロールを良好に保ち、シックデー対策をとることで糖尿病性昏睡を防ぐことができます。患者と家族の自立を援助するために、訪問看護師とかかりつけ医はもちろん、管理栄養士、調剤薬局の薬剤師などが連携することが大切。糖尿病合併症の予防にも配慮を。

苦痛を軽減しQOLを保つ

在宅でのケア

在宅緩和ケア

末期の人に対して行います。身体的な苦痛にとどまらないケアが必要です。

ケアの目的と概要

- がんの緩和ケアは告知のときから始まるが、訪問看護の場合はほとんどががん末期のケアとなる
- がん末期は**症状の変化が激しい**ため、臨機応変なケアが求められる
- 全人的なケアが求められるが、とくに痛みに関しては**積極的な緩和ケア**が行われるようになっている
- 家族に対しても、療養中のケアに引き続きグリーフケアが行われることも徐々に増えている

観察のポイント

- 全身状態
- 総合的なQOL
- 痛みなどの身体的苦痛
- 患者と家族のコミュニケーション
- 家族の不安など

在宅 Point!
患者と家族が、残された時間をどう過ごしたいと考えているかを理解し、共有する

必要な物品

- 痰の吸引の必要物品
- 在宅酸素療法（HOT）の必要物品

など

在宅 Point!
患者の状態によって、必要物品は異なる。ケアマネジャーなどと連携し状況の変化に応じて、迅速に調達する

ケアの手順

① **全身の観察**
- バイタルサイン　・パフォーマンスステータス (PS)　・嚥下状態　・意識レベル

② **身体的な苦痛の評価**
- 痛みの評価
　NRS (Numerical Rating Scale)、VAS (Visual Analogue Scale)、
　フェイススケールなどを用いる
- そのほか呼吸苦、嘔気・嘔吐、便秘・下痢、だるさ、浮腫、不眠などの症状

③ **痛みに対するケア**
- 鎮痛薬 (NSAIDs、医療用麻薬) の効果が十分でなければ、かかりつけ医に報告し、指示を受ける
- 体位の工夫、温熱療法、マッサージ、エアマットの利用など痛みや呼吸困難、腹満などを緩和する体位について、理学療法士のアドバイスを受けるとよい

> 疼痛コントロールは「3段階がん疼痛除痛ダラー」(113ページ参照) に基づき行う

> NSAIDs、医療用麻薬の副作用に注意

④ **患者や家族の病気に対する受容、不安や悩みなどをこまめに聞き取る**

⑤ **家族やペットと過ごす時間、友人や地域との交流が十分にもてるように配慮する**

⑥ **療養生活の中での希望を見つけ、実現できるように援助する**

患者・家族への指導

- 環境整備
- 食事、清潔、排泄など日常的なケア
- 鎮痛薬の使用法
- HOTや痰の吸引に関する指導
- 今後の見通しについて
- 緊急時の対応、連絡方法

多職種との連携

- かかりつけ医と密に連絡を取り、今後の見通しについて話す内容を統一する
- 臨機応変に対応できるよう、ケアマネジャーとしっかり情報共有する
- ヘルパーに終末期のケアについて指導する

Point! がん緩和ケアは総合的なアセスメントとケアが求められますが、痛みなどの身体的な苦痛を取り除くことがQOLに大きく影響するので、優先的に取り組む必要があります。残された時間を、患者と家族が豊かな気持ちで過ごせるよう援助しましょう。

介護保険で受けられるサービス

　介護保険のサービスは、「予防給付におけるサービス」（要支援1、2の人が対象）と「介護給付によるサービス」（要介護1〜5の人が対象）に分けられます。「介護予防訪問看護」は、利用者の自宅を訪問し、訪問看護師などが介護予防を目的とした療養上のケアや診療の補助を行います。

介護保険で受けられる主なサービス　都道府県が指定・監督を行うサービス

予防給付におけるサービス	介護給付におけるサービス
訪問サービス ● 介護予防訪問介護 ● 介護予防訪問入浴介護 ● 介護予防訪問看護 ● 介護予防訪問リハビリテーション ● 介護予防居宅療養管理指導	**訪問サービス** ● 訪問介護　● 訪問入浴介護 ● 訪問看護 ● 訪問リハビリテーション ● 居宅療養管理指導
通所サービス ● 介護予防通所介護 ● 介護予防通所リハビリテーション	**通所サービス** ● 通所介護　● 通所リハビリテーション
短期入所サービス ● 介護予防短期入所生活介護 ● 介護予防短期入所療養介護	**短期入所サービス** ● 短期入所生活介護 ● 短期入所療養介護
介護予防福祉用具貸与	**特定施設入所者生活介護**
特定介護予防福祉用具販売	**福祉用具貸与**
地域密着型介護予防サービス	**特定福祉用具販売**
	居宅介護支援
	施設サービス ● 介護老人福祉施設 ● 介護老人保健施設 ● 介護療養型医療施設
	地域密着型サービス

Part3

日常生活活動を支える
援助

****

「生活」に対する看護

その人らしく暮らせるように支援する

訪問看護師には、患者の生活や家族への観察眼と洞察力も必要です。

その人らしい生活活動を妨げているものを見つけ出す

在宅療養のよさは、住み慣れた場所で自分らしく暮らせることですが、その環境は必ずしも療養にふさわしいとは限らず、また、生活習慣にその人の健康状態を低下させる要因が潜んでいることも少なくありません。その人が健康的な生活活動を送るうえで支障になっているものは何かという視点で観察し、アセスメントに結びつける力が訪問看護師には求められます。身体的アセスメントと合わせ、幅広い観察眼と洞察力が必要なのです。

一方で、その人がなぜそのような生活の仕方を選んでいるのかを、その人の価値観から理解しなければ、生活改善の提案をしても受け入れてもらうことは難しいでしょう。訪問看護師として働き始めると、いろいろな家庭があることにまず驚くことが少なくありません。それだけ生活の仕方は千差万別であり、価値観も人によって異なるということです。それを理解したうえで適切な援助、支援を考えます。

介護保険利用者の場合はケアマネジャーとの連携が重要

生活活動の援助や支援は、介護保険のサービス計画書（ケアプラン）の立案と密接にかかわるので、介護保険利用者の場合はとくにケアマネジャーなど介護職との連携が重要になります。また、家の間取りや、台所、トイレ、洗面所やお風呂場などの造りも生活のあり方に影響しますが、介護保険では住宅改修の給付もあるので、そうした社会資源の活用について理解しておくことも大切です。

その人が心地よく暮らしながら健康状態を保てるようさまざまな角度からアセスメントし、より具体的な看護目標や看護計画の立案に生かしていきましょう。

Part3 日常生活活動を支える援助

適切な生活活動の援助を行うためのポイント

患者の身体の状態だけでなく、暮らしぶりや生活習慣を観察する

日常生活でよく使っているもの、
大切にしているものを把握する

患者の生活歴にも目を向け、
現在の生活の背景を知る

家の間取りや造りを
観察する

家族との関係や、
家族の介護力を観察する

生活活動のアセスメントの援助のポイント

患者の生活行動のどこに支障が出ているかを見極める

生活環境	食事	排泄
安全で快適な環境	● 食生活 ● 咀嚼・嚥下機能 ● 栄養状態	● 排泄の障害 ● 皮膚の状態 ● 家族の負担

清潔	移動	服薬
● 寝具や衣服 ● 皮膚の状態 ● 快適度	● 自立度 ● 転倒リスク ● 家族の負担	● 理解度 ● 飲み間違いや残薬 ● 副作用

Point!

● 幅広い観察眼と洞察力でアセスメントし、患者の健康状態の維持を支援する

● 日常生活動作の援助にはケアマネジャーとの連携が重要

住まいを安全で快適な空間にする

在宅でのケア

環境整備

可能な限り自立した生活を、長く継続できるように環境を整えます。

目的

- 安全で快適な療養環境の提供
- 医療、介護が効果的に行える環境をつくる
- 感染症や転倒などの事故、二次障害の予防

アセスメントのポイント

- 患者の活動範囲（屋外歩行レベル・屋内歩行レベル・車椅子レベル・寝たきりレベル）
- 住環境（玄関・廊下・居室・トイレ・浴室・階段・台所）
- 介護状況
- 事故発生のリスク
- 感染リスク
- 生活習慣

支援のポイント

身体状況	筋力低下（サルコペニア）、ADL低下、閉じこもりの予防
住環境	住宅改修、暮らしやすい家具等の配置、火事を防ぐ対策など
居室の環境	温度・湿度・換気・照明・寝具・衣類などの調整 熱中症や脱水、低体温の予防、医療機器等の配置
事故発生のリスク	転倒、熱傷、ヒートショック、溺水、窒息などの予防
感染リスク	手指衛生、手袋やマスクの使用、器材の清潔、ベッド周囲の環境整備、身体の保清、汚物の適切な処理など

環境整備の目的

- 快適で安全な環境の提供

- 感染症や事故、2次障害を防ぐ

- 質の高い治療・ケアを提供
  - 医療や介護が適切に行えること
  - 医療職や介護職にとっても良好な環境であること

- 建物の維持・保全

観察項目

① 環境調節
② 清潔管理
③ 事故防止
④ 整理整頓
⑤ 医療機器・物品の管理
⑥ プライバシーの管理

家庭内における主な不慮の事故の種類別・年齢別死亡数

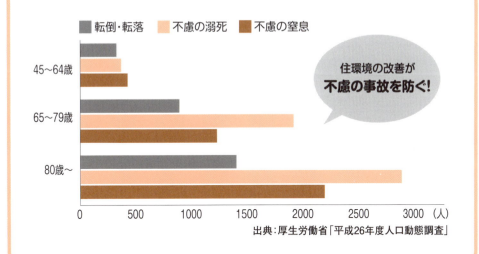

■ 転倒・転落　■ 不慮の溺死　■ 不慮の窒息

45〜64歳
65〜79歳
80歳〜

0　500　1000　1500　2000　2500　3000　（人）

住環境の改善が
不慮の事故を防ぐ！

出典：厚生労働省「平成26年度人口動態調査」

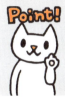

Point! 住まいは快適であると同時に安全でなければなりません。その人の生活習慣や住み慣れた住環境がもたらす居心地のよさと、安全確保の折り合いをどうつけるか、患者と家族、かかりつけ医やケアマネジャーなどと十分に話し合いましょう。

食生活をより豊かなものにする

在宅でのケア

食事

栄養の摂取だけでなく、生活の楽しみとして食事ができるように援助します。

目的

- 食物を摂取することで栄養を体内に取り込み、健康状態や生命を維持する
- 「食べること」を楽しみ、満足感を得ることによるQOLの維持・向上
- 家族などと食卓を共にすることにより、社会参加の意識や良好な人間関係を構築する

アセスメントのポイント

- 食事の栄養バランスや量
- 食欲、「食べること」の楽しみ・満足感
- 規則的な摂取
- 買い物や調理の実施者、経済状況など
- 食事動作の自立度、能力
- 味覚、唾液の分泌、消化吸収機能
- 咀嚼・嚥下機能、栄養状態
- 体重減少、低たんぱく血症
- 脱水症状
- 介護者の介護力

支援のポイント

食生活

食事の栄養バランスや量	● 管理栄養士などが訪問して、栄養指導を行う
食欲、「食べること」の楽しみ・満足感	● 食習慣や嗜好への配慮、食事内容の工夫、盛り付けや季節感のあるメニューを工夫、食事環境の改善 ● 活動量を増やす ● 食前、食後の口腔ケア ● 便秘や下痢の改善

時間	● 規則的な生活リズムをつくる ● デイサービス利用の提案 ● ヘルパーの導入
買い物や調理の能力、 経済状況など	● 配食サービスの利用 ● 介護保険サービスの導入
食事動作	● 食事介助、補助具の導入 ● 食べやすい体位の工夫 ● ヘルパーとの連携
味覚、唾液の分泌、 消化吸収機能	● 味付け、食べやすい調理法、形態の工夫 ● 唾液腺マッサージ、マウスケア、嚥下補助食品の利用 ● 管理栄養士による訪問指導

咀嚼・嚥下、栄養状態

咀嚼・嚥下機能	● 調理方法食物形態の工夫 ● 体位の工夫 ● 嚥下補助食品の利用 ● 嚥下体操、唾液腺マッサージ ● 摂食嚥下リハビリテーションの導入 ● 歯科医との連携 ● 誤嚥の予防と対応 ● マウスケア
体重減少、 低たんぱく血症	● 食事内容の改善、栄養補助食品の紹介・利用
脱水症状	● 水分摂取を促す（嗜好の把握） ● 水分摂取量のチェック ● 家族や介護職に対する指導
介護者の支援	● 献立のアドバイス ● 調理法、形態のアドバイス ● 介助の指導 ● 嚥下機能の低下があるときの指導 ● むせこんだときの対応方法

食事の前に行うと効果的な嚥下体操

口のまわりの筋肉も加齢とともに衰えます。嚥下体操で口腔周囲筋を動かすと、筋力の維持・回復だけでなく、唾液の分泌が促進されます。
口腔機能が回復すると、咀嚼・嚥下機能や発音機能に加え、消化機能の向上、脳機能の賦活、表情の回復も期待できます。

① 椅子に腰掛けリラックスする。またはベッドをギャッジアップする

② 深呼吸
鼻から息を吸って口からゆっくり吐く（4回）

③ 肩の体操

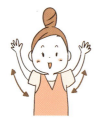

両手を頭の上に
上げて背伸びをし、
ゆっくり下ろす（4回）

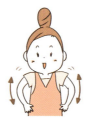

肩をゆっくり上げて
ストンと落とす（4回）

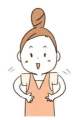

肩まわし
（前後に2回ずつ）

④ 首の体操

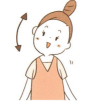

ゆっくり顔を上げて上を見
る。次にゆっくり顔を下に
向ける（4回）

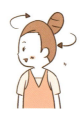

ゆっくり顔を左右に向
ける（4回）

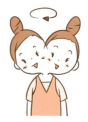

首を左右にゆっくりと
回す（1回）

❺ 口の体操

顎の体操（4回）

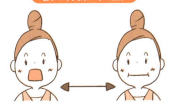

口を大きく開けて、口をぎゅっと閉じる

唇の体操（4回）

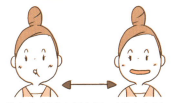

口笛を吹くように唇を思いきり突き出して、左右に引く

舌の体操（3回）

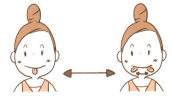

舌をできるだけ
前にだしてひっこめる

舌を出して
舌の先を左右に動かす

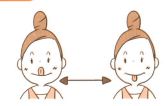

舌を出して舌の先を思いきり上げ下げする

頬の体操（3回）

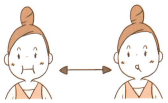

頬を膨らませたり、すぼめたりする

※この後に発声練習、咳払い、唾液飲み込み訓練がある。

唾液飲み込み訓練の方法

**唾液飲み込み訓練は
嚥下機能の維持に効果的！**

唾液をごっくんと
3回ほど飲み込む

▼

唾液を飲み込むと
のどぼとけが上下するので、
軽く触って確認する

Point!

食事は、食に対する知識、調理技術、食習慣、嗜好、食欲、咀嚼・嚥下機能など多様な因子によって成り立つ生活活動です。口腔環境の改善や摂食嚥下リハビリテーションの導入で、食事が楽しめるようになる患者も少なくありません。

プライバシーの特別な配慮が必要

在宅でのケア

排泄

患者の尊厳と羞恥心、介護する家族の負担軽減の双方に配慮しましょう。

目的

- 排泄を整え、健康状態を維持する
- 排泄から健康状態を知る
- 気持ちのよい排泄によるQOLの維持・向上

アセスメントのポイント

- 排泄パターン
- 排泄の方法や環境（家の構造、居室からトイレまでの距離、トイレの様式、ベッド上排泄やオムツ着用の有無、皮膚トラブルなど）
- 排尿障害、排便障害のアセスメント
- 排泄動作の自立度
- 外出時の排泄
- 排泄に対する患者の気持ち
- 排泄介助の実施者と介助の状況

支援のポイント

尿失禁のタイプ	● 尿失禁のタイプに応じた対応 **腹圧性尿失禁**：骨盤底筋群収縮訓練の指導 **切迫性尿失禁、機能性尿失禁**： 定期的にトイレ誘導する定期排尿法の指導 ● 尿意や便意を示す行動を把握し、対応する ● 着替えやすい衣服の利用やトイレ動線の短縮 ● その人の状況に応じた紙おむつや尿取りパッドの利用、あて方の工夫

便失禁	● その人の状況に応じた紙おむつの利用 ● 皮膚トラブルの予防（入浴、清拭、陰部洗浄、更衣、皮膚保護剤の利用など） ● 一定時間にトイレへ行き、排便する習慣を獲得できるように援助する ● 高齢になるにつれて肛門括約筋は衰えるが、自己訓練により便失禁は防ぐことができるため、肛門括約筋の機能訓練を指導する ● 薬剤の影響による便失禁の場合は、かかりつけ医に相談する
便秘	● 食事量が減っていることが便秘を引き起こしている場合は、日中の活動量を増やし、食事量を調整する ● 食物繊維や乳酸菌を含む食品、栄養価の高い食べ物を選ぶ ● 腹部マッサージ、腰背部の温罨法 ● 排尿の観察、排便回数・性状・量の観察し、記録しておく ● 緩下剤の調整、グリセリン浣腸や摘便を行う ● 起床時、コップ1杯の水を飲み、胃・大腸を刺激する ● 水分量の確認と水分を多くとる ● 緊張による自律神経失調症も影響するので、リラックスする時間をとる ● 退院直後は特に便秘していることが多い。食事内容、水分量、気分転換などの細やかなケアが必要
下痢	● 下痢の原因の排除 ● 脱水の予防、肛門周囲・陰部の皮膚のケア ● 下痢が持続する場合はかかりつけ医に報告し、指示を受ける
排泄動作の自立度の低下	● 自立度に応じた排泄場所・方法の選択（トイレ、ポータブルトイレ、尿器・便器、紙おむつ） ● 自立時の転倒予防など安全への配慮
排泄の環境の問題	● 排泄しやすい環境や体位 ● プライバシーに配慮した環境を整える
患者への心理的援助	● 自立への意欲を確認し、自立度を上げる援助を行う ● 自立への意欲を引き出す ● 排泄に対する苦痛の軽減
家族への支援	● 排泄介助の指導 ● 排泄介助の負担を減らすための支援

つづく

排尿・排便の一連の動作の流れ

① 尿意・便意の有無
▼
② トイレ、便器の認識
▼
③ 移動動作（トイレへ行く）
▼
④ 脱衣
▼
⑤ 移乗動作（便器への腰かけ）
▼
⑥ 尿・便の排出
▼
⑦ 後始末
▼
⑧ 移乗動作（便器からの立ち上がり）
▼
⑨ 着衣
▼
⑩ 移動動作（トイレから部屋へ戻る）

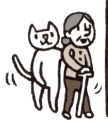

排泄動作の自立度を
アセスメントするために、
動作の流れを
おさえておこう！

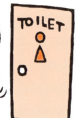

排尿障害と尿失禁のタイプ

蓄尿機能障害	腹圧性尿失禁	くしゃみをしたときなど、一過性に腹圧が上昇する際にみられる。原因として、便秘、肥満、前立腺手術後、骨盤底筋群の機能低下などがあり、膀胱の萎縮は伴わない
	機能性尿失禁	トイレの場所がわからない、トイレに間に合わないなどの理由による。原因は、身体機能障害、ADL の低下、精神機能障害、認知機能の低下、高次脳機能障害など

蓄尿機能障害	切迫性尿失禁	膀胱に尿がたまると膀胱が収縮し、急に尿意を感じて、我慢できずに尿漏れしてしまう。原因は、過活動膀胱、前立腺肥大症、尿路感染症など。脳血管障害、パーキンソン病などの中枢神経系の疾患を持つ高齢者に多い
	反射性尿失禁	膀胱に尿がたまると、尿意に関係なく失禁してしまう。基礎疾患として脳・脊髄神経障害のある人にみられる。失禁量はあまり多くなく、残尿量が多い
尿排出機能障害	溢流性尿失禁	尿閉となり、膀胱から尿が溢れてしまう。高齢者の場合、前立腺肥大症が原因で起こることが多い

腹圧性尿失禁を改善する骨盤底筋体操（女性）

① あお向けに寝る

② 両足を肩幅程度に開き、膝を立てる

③ 両手はへその上あたりに置く

④ この姿勢で、尿道・膣・肛門をギュッと締めたり緩めたりをくり返す（1秒ずつの感覚で15回）

⑤ しばらく休憩したら、同じようにギュッと締めたまま3秒止め、そのあと力を抜く（5回くり返す）

⑥ 1〜5を何度かくり返す

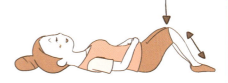

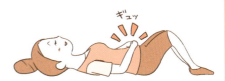

ギュッ

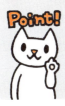

Point!

失禁、便秘、下痢などは対症療法的になりがちですが、原因を見つけ出し、そこに働きかけることにより改善することもあります。また、排泄の行為は非常に個人的なもので、これまでの生活史や習慣が反映されます。排泄にまつわる身体的、心理的、社会的苦痛が軽減されることにより、QOLは大きく向上します。

快適な生活に欠かせない援助

在宅でのケア

清潔

清潔の保持には、気持ちを前向きにする、威厳を保つなどの意義もあります。

目的

- 皮膚や粘膜の生理機能を保つ
- スキントラブル、褥瘡の予防、早期発見
- 温熱刺激により循環、代謝の促進
- 爽快感や安らぎを提供し、回復意欲や闘病意欲を高める
- 身だしなみを整えることで、他者との交流に前向きになれる

アセスメントのポイント

- 清潔の保持、状態はどうか
- 入浴、洗面、歯磨きなどの清潔習慣の回数や頻度、使用物品、入浴時間やお湯の温度、体を洗う順番など
- 清潔ケアの自立度
- 保清のための環境

支援のポイント

入浴、シャワー浴	● 安全に入浴できる環境、浴室の温度を整える ● 手すり、入浴チェア、入浴ボードなどの設置 ● 脱衣室と浴室の段差解消 ● 椅子の準備など物品の配置を工夫し、脱衣室の環境を整える ● その人の習慣や好みを大切にする ● 入浴動作の自立度に応じた援助 ● 入浴リフト、安全ベルトなどの導入
清拭	● 患者の状態により全身清拭か部分清拭かを判断 ● 患者自身のタオルを使用し、お湯や電子レンジで蒸しタオルをつくる ● 動作の自立度に応じた援助 ● プライバシーの保護 ● 保湿剤を塗る

洗髪	● 介護者への洗髪の指導 ● 在宅で洗髪を行うための物品 (洗髪シャワー、洗髪器、簡易洗髪パット、オムツなど) の準備 　※簡易洗髪パットの作り方等は下記参照 ● お湯を使った洗髪が困難なときは、蒸しタオルとドライシャンプー、あるいは50%希釈アルコールを使用
手浴・足浴	● 入浴が困難なときに爽快感、温熱刺激などを与えるリラクゼーション効果も期待できる ● ベッド上生活の患者でも可能
陰部洗浄	● おむつを使用している場合、排便時に実施するが、排便がなくても1日1回行う ● 移動が可能であれば洗浄機能付きトイレの利用も検討
洗顔	● 動作の自立度に応じた洗面所、洗面台の環境を整備する ● 使いやすいような物品の配置の工夫など
整容	● 理髪、爪切りなどの援助　● 訪問利用サービスの情報提供

「簡易洗髪パット」の作り方

簡易洗髪パットは、自ら洗髪を行えない患者に対しても、家庭にある道具を利用し、寝たままの状態で洗髪することができる

材料	新聞紙5〜6枚　　バスタオル　　フェイスタオル 45ℓ以上のゴミ袋　　Y型の洗濯バサミ2〜4個

❶ 重ねた新聞紙を
　丸めて棒状にする

❷ 棒状の新聞紙に
　バスタオルを巻く

❸ ❷をU字型に整え、
　ビニール袋で覆う

❹ 洗濯バサミで止める

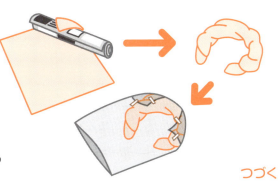

つづく

「簡易洗髪パット」を使った洗髪

布団の場合

枕をはずして頭を手前に寄せ、身体を斜めにする。首にフェイスタオルを巻き、頭の下に簡易洗髪パッドを入れ、洗髪を行う

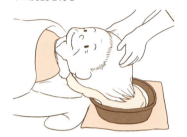

ベッドの場合

肩の下に枕などを入れて頭を下げる。首にフェイスタオルを巻き、頭の下に簡易洗髪パッドを入れ、洗髪を行う

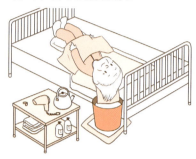

ペットボトルを活用した「洗浄用シャワー」

洗髪や陰部洗浄に使用する

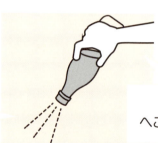

ふたにキリなどで穴を開ける

弱い力でへこむものは避ける

口腔ケア

アセスメントのポイント

● 歯の欠損、う歯の有無と場所

● 義歯の有無（総義歯、部分義歯、歯科インプラントの有無など）

● 口腔粘膜の状態、舌の状態（色、舌苔の有無や程度など）、乾燥の状態

● 歯や口腔粘膜の汚れ、食物残渣の有無と場所

● 開口の状態、麻痺の有無

口腔ケアの支援のポイント

- 毎食後行う（食事をしていなくても、必ず朝・夕行う）
- 舌苔の除去、歯肉のマッサージも合わせて行う
- 洗口液などの使用も効果的
- 口腔内の状態をアセスメントし、誤嚥性肺炎などの疾患を予防する
- 歯科医や歯科衛生士と連携し、場合によっては訪問歯科診療サービスの導入を提案する

口腔ケアの物品の選択

口腔の状態、含嗽の自立	適切な物品
自分の歯が残っている、含嗽ができる	● 歯ブラシとガーグルベース
自分の歯がない、含嗽ができない、口腔粘膜が出血しやすい・炎症があるなど	● 柄付きスポンジブラシ ● 口腔用ウェットティッシュ
人工呼吸器装着中、唾液が口腔内にいつも残っている	● 吸引器付き歯ブラシ ● 吸引器付きスポンジブラシ

義歯の取り扱いの注意点

日常的な装着	● 義歯は日常的に装着していないと口腔内の形状と合わなくなるため、日中は装着しているように指導する
洗浄	● 流水で、歯ブラシまたは義歯用ブラシを用いてブラッシングする。歯磨き剤は研磨剤が義歯を傷つけ、その傷に細菌や真菌が繁殖しやすいため避ける ※高齢者はカンジダが繁殖しやすい
就寝時	● 流水で洗浄したのち、義歯用洗浄液に浸す
取り扱い	● 落とした衝撃で破損することがあるので、洗浄時は洗面器などを受け皿にする

※義歯の取り扱いは、家族か本人、ヘルパーなどが行うことが多い

Part **3**

清潔

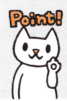

Point! 状態によっては、入浴や清拭を行う前に、バイタルサインのチェックを行う必要があることもあります。基本的欲求としての清潔と介護者の負担を総合的に評価して援助内容や方法を考えます。ヘルパーによる援助、訪問入浴サービス導入など介護職との連携も大切です。

QOLに大きく影響する

在宅でのケア

かゆみを伴う皮膚トラブルのケア

持続するかゆみは大きな苦痛。原因に応じた適切なケアを行いましょう。

目的

- かゆみを軽減する
- 掻破による皮膚の損傷、二次感染を防ぐ
- 皮膚の異常を改善し、生理機能を保つ
- かゆみによる不眠やイライラを軽減する

アセスメントのポイント

- 皮膚の状態、かゆみの程度
- 症状の継時的変化
- 掻破行動、日中の活動状況、睡眠状況など
- 基礎疾患や服薬内容
- 食事の内容
- 居室の室温や湿度、寝具の素材、状態
- おむつの種類や交換頻度、使用している絆創膏類の種類など
- 介護の状況はどうか

支援のポイント

皮膚観察のポイント

- かゆみの訴え
  （どのようなかゆみか、いつかゆみが強くなるか　など）
- 皮膚の乾燥状態
- 紅斑、発疹、水疱、びらんなど
- 掻破の傷、細菌感染の兆候など

かゆみに対する基本的な援助

- 清潔の保持、保湿
- 室温や湿度の調整
- 衣服や寝具の選択、洗剤等の選択
- 入浴時にこすり過ぎないなど
- おむつや絆創膏の選択
- 栄養バランスを整える、ストレスの低減を図る
- 二次感染の予防

かゆみの原因に応じたケアと治療

原因	ケア	治療
老人性皮膚掻痒症、乾皮症	保湿、湿度の維持、入浴時のこすりすぎ注意、入浴後の保湿、圧迫や摩擦を避ける衣服や寝具の選択、電気毛布は避ける、アルコールや香辛料の摂取を控えめにする　など	保湿外用薬（尿素やヘパリン類似物質の軟膏）、抗ヒスタミン外用薬、抗ヒスタミン薬、抗アレルギー薬、漢方　など
おむつかぶれ	排泄頻度を把握して交換時間を調整する、1日1回の陰部洗浄、洗いすぎやこすりすぎは避ける、おむつ交換後の乾燥、皮膚に合うおむつの選択など	亜鉛華軟膏、非ステロイド外用薬、ステロイド外用薬、撥水効果のある保護オイル
接触性皮膚炎	絆創膏の選択、絆創膏は愛護的にはがす、絆創膏を貼る位置の工夫、湿布薬の選択など	原因の除去 ステロイド外用薬
疥癬	家族の感染防止対策として、タオルなど直接皮膚に触れるものは共用しない、患者に接する前後は手洗いを行う、必要に応じて手袋を使用	フェノトリン外用薬、硫黄軟膏、クロタミトン外用薬、安息香酸ベンジルローション、イベルメクチン かゆみに対して抗ヒスタミン薬や抗アレルギー薬

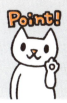

Point! かゆみが生じる内科疾患や、副作用でかゆみを生じる薬もあるので、原因を把握した上でそれに応じた援助を行うことが大切です。疾患や薬に由来する場合は、かかりつけ医や皮膚科医との連携が必要。また、感染症の場合は、家族や介護職等への感染予防対策も十分に行いましょう。

Part **3**

かゆみを伴う皮膚トラブルのケア

生活の自立に大きく影響する

在宅でのケア

移動

転倒など移動に伴うリスクの低減とともに、自立や社会復帰の視点も忘れずに。

目的

- ADLの維持・向上
- 移動時の安全の確保
- 自立、社会参加への意欲向上

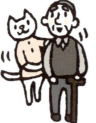

アセスメントのポイント

- ADL評価とROM、MMT評価
- 運動器疾患の有無
- 原疾患からの影響の有無と程度
- 心肺機能
- 転倒しないような家の構造、家具などの配置がされているか
- 移動能力向上の意欲はどうか
- 家族の介護力

支援のポイント

生活不活発病、寝たきりの予防	● 筋力低下や関節拘縮により動けなくなることを予防する ● 行きたいところ、やりたいことなど、動くことへの意欲、目標を引き出して援助する ● 心肺機能の維持 ● 訪問・通所リハビリテーションの導入
痛みなど動くことを躊躇させる要因の排除	● 原疾患の影響があれば、かかりつけ医に相談する ● 訪問リハビリテーションや通所リハビリテーションの導入 ● 温罨法マッサージ
移動時の安全確保	● 手すりの設置や段差の解消など環境を整えて、安心して動けるように援助する（ケアマネジャーや住宅改修業者、介護用具取り扱い業者とも連携）

身体機能に応じた 移動補助用具の活用	● 杖、歩行器、車椅子など、その人の身体状況に合った適切な移動補助用具を選択し、活用を指導する
介護者の支援	● 移動介助の方法、転倒予防の方法などを指導する

転倒・転落予防

転倒や転落によるショック、打撲の痛みや骨折はADLを低下させる大きな要因です。自立度の低下や寝たきりの予防のために、転倒・転落予防対策はとても重要です。

転倒・転落しやすい場所と防止対策

敷居や段差	● 段差のあるところがわかりやすいように、すべり止めの色テープを貼る ● スロープの設置 ● バリアフリー化
床に置いてあるもの	● 敷物の端はピンなどでしっかり止める ● 電気コードを固定する ● 座布団、玄関マット、こたつなどはできるだけ使用しない ● 室内を整理整頓し、床にものを置かない
衣服、履物など	● 裾の長い衣服は避ける ● すべりやすい靴下は避ける（滑り止め機能のある靴下をはく） ● スリッパ、サンダルは使用しない
ベッド	● ベッド柵の利用 ● 夜間の照明の工夫
車椅子移乗	● 車椅子のストッパー確認 ● 安定したものにつかまれるように、手すりやものの配置を工夫 ● 介護者への移乗の指導
浴室	● 手すりの設置 ● 滑り止めマットの使用 ● 入浴後、床や壁の石鹸、シャンプーなどはよく流す
トイレ	● 手すりの設置 ● 洋式トイレへの改修

家の中の転倒予防策

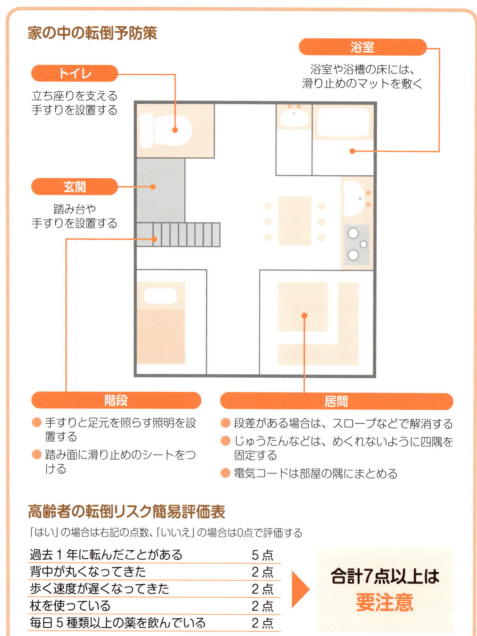

浴室
浴室や浴槽の床には、滑り止めのマットを敷く

トイレ
立ち座りを支える手すりを設置する

玄関
踏み台や手すりを設置する

階段
- 手すりと足元を照らす照明を設置する
- 踏み面に滑り止めのシートをつける

居間
- 段差がある場合は、スロープなどで解消する
- じゅうたんなどは、めくれないように四隅を固定する
- 電気コードは部屋の隅にまとめる

高齢者の転倒リスク簡易評価表

「はい」の場合は右記の点数、「いいえ」の場合は0点で評価する

項目	点数
過去1年に転んだことがある	5点
背中が丸くなってきた	2点
歩く速度が遅くなってきた	2点
杖を使っている	2点
毎日5種類以上の薬を飲んでいる	2点

▶ **合計7点以上は要注意**

出典：鳥羽研二他「転倒リスク予測のための『転倒スコア』の開発と妥当性の検証」

転倒・転落予防のまとめ

① 在宅療養を開始したばかりの頃は、転倒・転落が起こりやすい

② 常夜灯やフットライトを設置する

③ 視力の低下、メガネの度が合わない、薬剤の副作用など、視力の問題を改善する

④ 歩行の障害、下肢の浮腫、起立性低血圧など疾患によるリスクで転倒リスクは高くなるので、病状観察を十分にする

転倒は要介護になる大きな要因

高齢者は転倒すると1割が骨折するといわれ、大腿骨頸部骨折から寝たきりになることも。骨折・転倒は介護が必要となる原因の約1割を占めており、とくに女性は骨粗鬆症の罹患率が高いため転倒予防対策が重視されます。

介護が必要となった主な原因

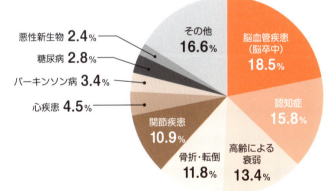

悪性新生物 **2.4**%
糖尿病 **2.8**%
パーキンソン病 **3.4**%
心疾患 **4.5**%
関節疾患 **10.9**%
骨折・転倒 **11.8**%
その他 **16.6**%
脳血管疾患（脳卒中）**18.5**%
認知症 **15.8**%
高齢による衰弱 **13.4**%

出典：厚生労働省「平成25年国民生活基礎調査の概況」

Point! 移動能力の低下は、介護者の負担を重くします。トイレで排泄したい、散歩に行きたいなど、移動への意欲を引き出して支援することは看護の大きな役割です。また、その人の残存能力を生かした介助の方法や援助を考えることが大切です。

薬物療法を効果的に安全に

在宅でのケア

服薬支援

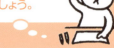
何種類もの薬を飲む人が、誤服用を起こさないように支援しましょう。

目的

- 治療を継続し、健康状態を維持する
- 安全かつ適切な服薬
- 副作用の早期発見

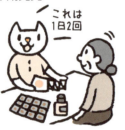
これは1日2回

アセスメントのポイント

- どのような薬を服薬しているか、決められたとおりにきちんと服薬しているか
- 薬剤の保管状況は適切か
- 服薬による効果と、それに伴う副作用はないか
- 認知機能、視力、嚥下機能、運動機能など
- 介護者の服薬への理解

支援のポイント

服薬状況の改善	● **残薬や併用薬が多くなりすぎて整理がつかなくなっている場合** 残薬の整理（薬の重複、相互作用、使用禁忌など）、 その人の能力に応じた薬の管理（一包化、ピルケースの利用、 服薬カレンダーの利用など）、 お薬手帳の利用 ● **服薬の意味を理解していない場合** わかりやすい説明、丁寧な説明、紙に書き出すなど説明資材を 作成して理解を促す、 コンプライアンス向上よりもアドヒアランス向上を考える
嚥下機能の 低下による 服薬困難	● 剤型の変更などをかかりつけ医に相談する（薬剤師との連携） ● 服薬補助ゼリーの利用

薬の保管状況の改善	● 直射日光、高温、多湿を避け、保管場所を患者や家族と検討する ● 適切な保管方法の指導
認知機能や視力、運動機能の低下による服薬困難	● 家族やヘルパーによる服薬介助 ● 服薬カレンダーの利用など
かかりつけ医との連携	● 残薬の報告 ● 剤型の変更、薬剤の変更の相談 ● 諮問薬剤管理指導の指示
薬剤師との連携	● お薬手帳の利用 ● 一包化、剤型の変更などの相談 ● 服薬指導の依頼（医療保険・介護保険の届出が必要）
介護職との連携	● 服薬介助、服薬カレンダーの利用
副作用の早期発見	● 服薬内容、相互作用を理解して患者や家族、介護職に指導を行う

服薬のリスクマネジメント

飲み忘れや飲み過ぎなど、服薬間違いを防ぐための手段はさまざまです。患者の状態や希望を考慮して納得の得られる方法を選択しましょう。かかりつけ医や薬剤師、介護職との連携が、適切な服薬支援につながります。

● **一包化** 薬局で患者の氏名、服用時点、服用日などを印字してもらうとよい

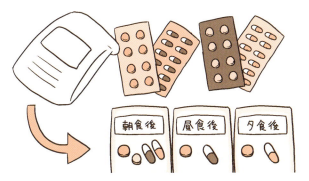

● お薬手帳

薬の重複や相互作用を未然に防止できる、同じ薬による副作用の再発を防止できる、受診時や薬局で正確な薬歴を伝えることができるなどのメリットがある。お薬手帳を複数冊持っている場合は、1冊にまとめる

あなたの大切な情報

氏名	（男 ・ 女）
生年月日	年　　月　　日
血液型	A型・B型・O型・AB型
住所　〒	
電話番号	
緊急時の連絡先	

主な既往歴（疾病名）
・アレルギー性疾患（　　　　　　　　）
・肝障害（　　　　　　　　　　　　　）
・心疾患（　　　　　　　　　　　　　）
・腎疾患（　　　　　　　　　　　　　）
・消化器疾患（　　　　　　　　　　　）
・感染症（　　　　　　　　　　　　　）
・その他（　　　　　　　　　　　　　）
・ドーピング・コントロール（ 必要 ・ 不必要 ）

※詳細は医師、歯科医師、薬剤師に記入してもらってください。

副作用歴（ 有 ・ 無 ）

お薬の名前	副作用の状況

アレルギー歴（ 有 ・ 無 ）

お薬の名前	食べ物

● ピルケース

患者が扱いやすいものを選択する。
一包化したものを収納できるケースもある

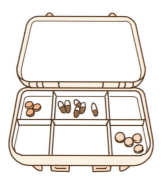

● 服薬カレンダー

在宅療養では服薬カレンダーがよく利用されている。セッティングは訪問薬剤師やヘルパーが行うことが多い

	朝	昼	夜	寝る前
月	💊○		○	○
火	💊○	○ ○	○	
水	💊○		○	○
木	💊○	○ ○	○	
金	💊○		○	○
土	💊○	○ ○	○	
日	💊○		○	○

薬の服用で起こりやすい事故と対策

PTP包装ごと誤飲	● 一包化、ピルケースの利用 ● 錠剤やカプセルはシートごと保管する
誤嚥	● 薬を飲むときは上体を起こし、服用後すぐに横にならない ● 十分な水とともに飲む ● 服用前に一口水を飲み、嚥下の滑りをよくする ● 嚥下が困難な場合は嚥下補助ゼリーやオブラートを利用する
薬剤による潰瘍	● 十分な水で飲む ● 服用後すぐに横にならない ● 服用後に口腔内を確認する

Point! 在宅療養の場合、薬の飲み忘れや飲み過ぎは身近な問題です。患者が薬を飲み忘れる、飲みすぎる、あるいは飲まない理由をきちんとアセスメントした上で援助方法を考えることが大切。副作用や相互作用にも配慮し、薬剤師や介護職と連携して薬物療法を支えます。

COLUMN

自宅で起こりやすい事故の対応

転倒・転落、打撲など

❶ 受傷部位の観察（痛みの程度、腫脹、変形、出血の有無など）

❷ 出血部位は清潔なタオルなどで圧迫し、心臓の位置より高い位置に挙上して安静を保つ

❸ 打撲部位は氷嚢（ビニール袋に氷と水を入れたもの）や保冷剤などで冷却して安静を保つ

❹ 骨折が疑われるときは、**応急処置**を行い、救急車を要請する

> ① 冷却
> ② 受傷部位を心臓より上に挙上し、安静を保つ
> ③ 部位が動かないように副木になるもの（ダンボールや雑誌など）を当て、包帯や布で固定する
> ④ 肩、肘、腕の場合は三角巾で支える

頭部を強く打った場合

次のような症状に注意し、異常がある場合は救急車を要請する

- 時間の経過とともに頭痛が強くなる
- 嘔気や嘔吐を繰り返す
- けいれんが起こる
- 意識レベルの低下、傾眠
- 四肢の麻痺、しびれなど
- 高熱

※硬膜外出血の場合は、受傷後数日から1〜2カ月経ってからこれらの症状があらわれる

熱傷

❶ 熱傷部位、範囲を確認する

❷ 熱傷部位が小範囲なら水道水で、広範囲ならシャワーで5〜30分ほど流水で冷やす（服を脱がすと水泡が破れたりするので、服の上から冷やす）

❸ 熱傷の範囲が広い場合は救急車を要請する

溺水

❶ 発見したらすぐに浴槽の栓を抜き、人を呼ぶ

❷ 浴槽から出し、意識レベル、呼吸、頸動脈拍動を確認する。必要なら一次救命処置（BLS）を行い、救急車を要請する

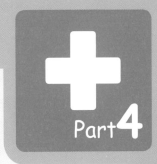

Part**4**

疾患別の基礎知識

****

疾病や障害があっても自立した
生活は可能

疾患の特徴を理解して
適切な看護を行う

在宅看護には、正しい知識に基づく適切なアセスメントが大切です。

慢性疾患や障害の重症化を防ぐための幅広い知識が必要

　訪問看護を必要とする患者は、当然のことながら何らかの疾病や障害を持っています。それらの悪化を防ぎながら、できるだけ希望に沿うような生活を実現させるためには、まず的確なアセスメントが必要です。

　さまざまな疾病、障害がある患者を看る訪問看護師には、幅広い医学知識が必要です。高度な医学知識を掘り下げるというよりも、勤務する訪問看護ステーションを利用している患者に多い疾患や障害を中心に、基礎的な知識をきちんと身に付けるところから始めましょう。その上で、受け持った患者の疾病や障害について個々に学び、知識を蓄積していくようにします。また、疾病や障害の知見、治療や看護ケアの考え方は進んでいくので、常に知識を更新することも大切です。

長く経過を看ていけるのが訪問看護

　病院の看護では、在院日数の減少に伴いじっくり一人の患者を看護する機会も減っていますが、訪問看護は長く経過を看ることができます。疾病や障害の状態が変化していく中、きめの細かい情報収集とアセスメントで健康の維持・回復、おだやかな人生の最終段階を支援することができるのは訪問看護ならではといえます。

　本章では、在宅療養の患者に多くみられる疾病について、基本的な病態や症状、治療法に加え、アセスメントのポイントや看護目標などを示しました。同じ疾病、障害でも年齢による違いや個人差はあり、個別的な対応は必要ですが、基本を押さえておけばアセスメントの視点がぶれることはありません。

目標達成のための課題とアセスメント

看護ケアを構成する3つの要素

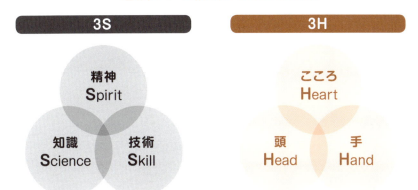

3S

精神
Spirit

知識
Science

技術
Skill

3H

こころ
Heart

頭
Head

手
Hand

看護過程におけるアセスメント

 情報収集 → 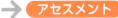 アセスメント → 目標・問題の抽出 / 看護ケア → 看護計画立案

患者や家族から得た主観的情報と客観的情報を相互に裏付けながら、
対象者と家族の希望を把握して、それを実現するための支援を考える

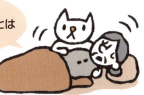

訪問看護の場合は
生活の視点も忘れることは
できません

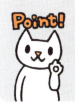

Point!

● 患者や家族の希望に沿った生活をするために、的確なアセスメントを行う

● 高度な医療知識よりも、まずは、基本的な疾病の知識を身につける

日本人の死因の第4位を占める

脳神経疾患

脳梗塞

> 危険因子や基礎疾患のケアを行いながら、生活の自立やQOL向上を目指します。

疾患の基礎知識

● 主な発生機序として**脳血栓症**と**脳塞栓**がある。脳血栓症は、動脈硬化の進展により動脈内に血栓が形成される。脳塞栓症は、心臓内や血管内で形成された凝血塊が脳の動脈に移動して血管を閉塞する

● 主幹動脈に梗塞をきたす**アテローム血栓脳梗塞**と、細い動脈に小塞栓をきたす**ラクナ梗塞**、不整脈（心房細動など）により血栓が形成されて塞栓をきたす**心原性脳塞栓症**がある

● 危険因子は、**高血圧**、**脂質異常症**、**糖尿病**、**喫煙**など

急性期の症状

● 上下肢や顔面の運動麻痺（片麻痺）
● ろれつが回らない（構音障害）
● 意識障害　など

> 脳梗塞の前触れであるTIA（一過性脳虚血発作）にも注意を

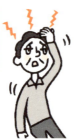

主な後遺症

● 片麻痺、半身麻痺
● 運動障害
● 感覚障害
● 視覚障害
● 嚥下障害
● 排尿障害
● 高次脳機能障害（記憶障害、注意障害、行為障害、言語障害、認知障害）
● 気分障害（夜間せん妄、抑うつ、人格の変化など）
● 脳血管性認知症

主な治療法

急性期

虚血期 （発症から数時間）	● **血栓溶解療法**：発症後4時間半以内に t-PA（組織プラスミノゲン活性化因子）を投与し、血栓を溶かす
浮腫期 （発症後数時間から約1週間経過）	● **薬物療法**：頭蓋内圧降下薬 ● **手術**：減圧術
脳梗塞完成期 （発症後約2週間以上経過）	● **薬物療法**：抗凝固薬、抗血小板薬の投与 ● **手術**：バイパス術、頸動脈内膜剥離術、ステント留置術など

慢性期

再発防止の薬物療法	● **抗血小板薬**（血液を固まりにくくする）：アスピリン、シロスタゾールなど ● **抗凝固薬**（血管内で血液が固まりにくくする）：ワーファリン、ヘパリン、など
後遺症を軽減する薬物療法	● **脳循環代謝改善薬**：イブジラスト、ニセルゴリン、イフェンプロジル

リハビリテーション

デイサービスなどの通所リハビリテーション、訪問リハビリテーションを基本として、歩行訓練や日常動作の訓練を行う

> 後遺症の麻痺による転倒に気をつけて行う

急性期

後遺症をなるべく残さないための超早期からのリハビリテーション

慢性期

ADL の維持・向上のための継続的なリハビリテーション

アセスメント

- 血圧、基礎疾患、喫煙など脳梗塞の危険因子の有無と程度
- 機能障害の有無と程度
- 高次脳機能障害の有無と程度
- 再発の兆候
- 気分障害の有無と程度
- 発作前のADLや生活の状況、現在のADLと生活への影響
- 患者の病気の理解、障害をもちながら生活することへの受け止め、リハビリテーションへの意欲
- 家族の理解と介護力

看護目標

- 再発作や合併症を起こさない
- ADLの維持・向上
- 残存機能を生かしながら自立した生活を送れる
- 生活の再構築を目指し、リハビリテーションに取り組める

多職種との連携のポイント

- 生活に寄り添った在宅リハビリテーション、通所リハビリテーションができるように、PT、OT、STと患者の身体状況の情報を共有する
- ケアマネジャーが適切なケアプランを立てられるように患者の生活行動自立度や家族の介護力など情報提供する
- 脳梗塞、脳出血などの脳血管障害は、40歳以上から介護保険適用となる
- 生活面では身体介護で介護職が入ることが多いので、情報提供が必要

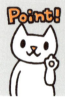

Point! 脳梗塞の再発作や合併症は、ADLを大きく低下させます。現在のADLを維持・向上させるためには生活習慣の改善や疾病管理が欠かせませんが、リハビリスタッフや介護職との連携が重要。地域によっては、脳卒中の地域連携パスが運用されていることもあります。

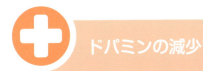

ドパミンの減少で起こる

脳神経疾患

パーキンソン病

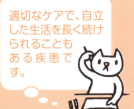

適切なケアで、自立した生活を長く続けられることもある疾患です。

疾患の基礎知識

● 大脳の下に位置する中脳の**黒質ドパミン神経細胞**が減少し、**神経伝達物質のドパミンの分泌が減る**ことによって起こる

● ドパミン神経細胞内に、αシヌクレインというたんぱく質が凝集して蓄積することによって、ドパミン神経細胞が減少すると考えられている

● 50～65歳で発症することが多いが、49歳未満で起こる**若年性パーキンソン病**もある。若年性パーキンソン病は遺伝子が大きく関与している

● 疾病の進行に伴ってADLが低下していく

症状

● 主症状は、振戦、寡動・無動、筋強剛（筋拘縮）、姿勢保持障害である

　・**振戦**：静止時に起こり、座って手を膝に置いているときや歩いているときに、手に見られる

　・**寡動・無動**：動作が遅くなり、同時に細かい動作がしにくくなる。症状が進行すると無動になることも

　・**筋強剛**：本人にあまり自覚はないが、他人が手や足、頭部を動かそうとすると抵抗を感じる

　・**姿勢保持障害**：バランスがとりにくくなり、転びやすくなる。発症後数年経ってみられる

● 嚥下障害、便秘、頻尿、発汗、易疲労性、嗅覚の低下、起立性低血圧、抑うつ、興味が薄れたり意欲が低下したりするアパシーなどもみられる

治療法

薬物療法

レボドパ製剤（L-ドパ）

パーキンソン病治療の中心となる薬で、脳内に不足するドパミンを補う作用がある。レボドパ単剤と、レボドパが体内で分解されるのを抑制する成分が配合されたレボドパ配合剤があり、主に後者が使用される

ドパミン受容体刺激薬（ドパミンアゴニスト）

長期間服用してもウエアリングオフ現象（薬効の変動）やジスキネジアが起こりにくく、作用時間が長いのが特徴。若年性パーキンソン病で使用されることが多い。吐き気、幻覚・妄想などの副作用に注意が必要

● これらの薬剤のほかに、アセチルコリンの作用を抑える**抗コリン薬**、線条体でのドパミン放出を促す**塩酸アマンジタン**、てんかん治療薬の**ゾニサミド**などが使用されることもある

手術

● **定位脳手術（熱凝固手術）**
運動にかかわる脳の神経細胞の一部を熱で破壊することによって、症状を改善する

● **脳深部刺激療法（DBS）**
脳の深部に電極を留置し、前胸部に植え込んだ刺激装置で高頻度に刺激する

リハビリテーション

● 理学療法、作業療法、言語療法により、身体機能を維持・向上、関節の変形・拘縮を予防・改善する

● できるだけ活動量を減らさず、従来通りの生活を続けるようにする

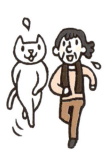
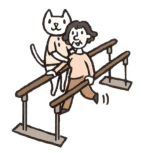

アセスメント

- 発症の時期と経過、治療の経過
- 内服の効果と副作用（作用時間）
- 症状とADL
- 認知症や骨粗鬆症などの有無と程度
- 病気の受け止めや家族との関係
- 家族の理解と介護力

若年性パーキンソン病

若年性パーキンソン病の原因は、遺伝によるものが多く「家族性パーキンソン病」とも言われています。進行がとてもゆっくりであること、薬の効果が通常のパーキンソン病患者よりも長く効くことが特徴です。訪問看護師は症状の進行に合わせた生活スタイルを、患者とその家族とともに築いていくことが求められます。

看護目標

- 効果的な薬物療法が継続できる
- 安全な日常生活が送れる
- 日常生活ができるだけ自立できる
- 良好な家族関係の中で、前向きに生きられる

多職種との連携のポイント

- PT、OT、STとの情報共有
- ケアマネジャーが病状に合わせて適切なケアプランを立てられるように支援する

具体的な援助

- 運動能力やADLの低下に応じた日常生活の援助
- 転倒・骨折の予防、合併症の予防 ● 身体的なケア ● 服薬支援
- 摂食嚥下訓練、リハビリテーション ● 介護・生活相談
- 将来の不安、家族の介護負担など、精神的なケア
- 社会的な制度や資源についての情報提供

Point! パーキンソン病は進行すると日常生活で全面介助が必要になります。病状を客観的に評価するとともに、個々の患者・家族の状況に応じたケアが必要です。進行性核上性麻痺、大脳皮質基底核編成症といった関連疾患についても理解しておきましょう。

心原性塞栓症の原因

循環器疾患

心房細動（不整脈）

心房細動は年齢が上がるにつれて発生率が高くなり、また女性よりも男性に多く発生します。

疾患の基礎知識

- 発作性心房細動と慢性心房細動があり、前者を放置すると後者に移行することがある
- 心房に統一性のない不規則で連続的な電気興奮が起こる。心電図の所見は、P波の消失、不規則なQRS波形など
- 心房細動により心房の中の血液の流れがよどみ、血栓ができやすくなる。心原性塞栓症の原因となる
- 高齢者に多く、70歳代の5％、80歳代の10％程度に起こるといわれている。心臓弁膜症、心筋症、虚血性心疾患などの基礎疾患があると発症リスクが高くなる

症状

- 自覚症状は、動悸、胸部不快感、胸痛、倦怠感などだが、無症状の人もいる。頻脈発作後に血圧低下やふらつき、失神が起こることもある
- 心臓のポンプ機能が低下すると、運動時の息切れなど心不全症状があらわれる。基礎疾患があるとポンプ機能が低下しやすい
- 脈にばらつきが生じ、速くてわかりにくい。また、速い（150〜200回／分）・遅い（40〜50回／分）を不規則に繰り返すこともある

治療法

薬物療法

- 心房細動の停止を予防する抗不整脈薬
- 心拍数を調節するβ遮断薬、カルシウム拮抗薬など
- 心原性塞栓症を予防する抗凝固薬

その他

- 電気的除細動
- カテーテルアブレーション
- 心臓ペースメーカー
- 手術（メイズ手術）

アセスメント

- 患者自身に自覚症状があるか
- 心拍・脈拍不整、浮腫の有無、尿量
- 心原性塞栓症の症状
- 治療内容、服薬状況は適切か
- 病気に対する不安など精神面

> 心房細動は、ストレス、飲酒、喫煙、過労、睡眠不足、脱水などが誘因となりやすい

看護目標

- なるべく発作を起こさずに過ごせる
- 発作時に適切な対応ができる
- 心原性塞栓症の早期発見・早期治療

> 心原性塞栓症は脳梗塞の3割を占め、予後不良となりやすい

多職種との連携のポイント

- 心房細動の治療方針の理解
- 心原性塞栓症発症時の対応取り決め
- 服用中の薬剤の副作用の確認
- ペースメーカーや植え込み式除細動器の注意点を聞いておく

具体的な援助

- ペースメーカーや植え込み式除細動器を使用している場合は、IH調理器や電気工具、磁石など電磁波を発生する機械に胸を近づけないように指導する
- ペースメーカーや植え込み式除細動器の定期的なチェックを欠かさないようにする
- 治療のために日常生活を制限しないような生活支援を行う
- 高齢者は水分摂取が少なくなりがちなので、脱水に注意する

> 心臓ペースメーカーを使用している場合は、適切に管理できるように支援する

Point! 頻脈発作や失神、心原性塞栓症を過度に心配して引きこもりがちになる人がいる反面、ほぼ無症状で病気の理解が低い場合もあります。患者の病気に対する認識をアセスメントし、合併症を防ぎながら楽しみを持って暮らせるように支援しましょう。

心臓の動きが悪くなった状態

循環器疾患

心不全

生活習慣を理解し、増悪を予防することがQOL維持につながります。

疾患の基礎知識

- 急性心不全と慢性心不全があり、**慢性心不全の急性増悪により急性心不全が起こる場合**もある

- 慢性心不全は、慢性の心筋障害により心臓のポンプ機能が低下し、末梢主要臓器の酸素需要量に見合うだけの血液量を絶対的にまたは相対的に拍出できない状態であり、肺、体循環系または両系にうっ血をきたし日常生活に障害を生じた病態

- 心不全の原因は、**狭心症**、**心筋梗塞**、**心臓弁膜症**、**心筋症**などの心臓病はもちろん、**長年の高血圧**で心臓に負担がかかっている場合にも起こる

症状

左心不全（肺循環うっ血）

呼吸困難、起座呼吸、発作性夜間呼吸困難、心臓性喘息、肺水腫、咳・血痰、断続性ラ音、断続性奔馬調律（ギャロップリズム）、全身倦怠感・疲労感

右心不全（体循環うっ血）

浮腫、腹水、胸水、頸静脈怒張、肝腫大、黄疸、食欲不振や悪心・嘔吐など消化器症状、乏尿・たんぱく尿などの腎症状、チアノーゼ

治療法

急性心不全（入院治療が必要）

- 安静　● 酸素吸入　● 薬物療法
- 心不全の原因となっている疾病の治療

慢性心不全

薬物療法

- 利尿薬で過剰な水分の排出を促す
- ジギタリス薬で心筋の収縮力を高める
- 血管拡張薬で心臓の負担を軽減する

アセスメント

- 過去の治療経過、既往歴など
- 現在の心機能、症状、検査データはどうか
- 塩分や食事の制限はできているか
- 水分は適切に摂取しているか
- 睡眠時の体位や睡眠状態は適切か
- ADLはどの程度保たれているか
- 心不全やその治療に対する家族の理解と介護力

> 心不全を増悪させる過労やストレス、暴飲・暴食、感染症などにも注意する

看護目標

- 病状を理解し、薬物療法、塩分や水分の制限、食事療法を実施できる
- 急性増悪を予防し、健康状態を保つようにする
- さまざまな制限がある中でも生活を楽しめる
- 家族との良好な関係を維持できる

多職種との連携のポイント

- 心不全のかかりつけ医と治療方針を共有。水分制限、塩分制限、総エネルギー量、安静度の確認
- 必要に応じて管理栄養士による栄養指導を行う
- 在宅酸素療法（HOT）を行う際の指示書を用意しておく

具体的な援助

- 病状を客観的に評価し、患者・家族と共有する
- 水分や塩分の制限、食事療法の指導
- 在宅酸素療法（HOT）の支援
- 服薬支援
- 呼吸しやすい体位などの指導

自覚症状による重症度分類

Ⅰ度：日常生活では症状がない
Ⅱ度：日常的な動作で症状が出る
Ⅲ度：日常咳な動作以下の労作で症状が起こる
Ⅳ度：安静にしていても症状が起こり、少しでも体を動かすと症状が強くなる

Point! 心不全を増悪させる因子には、**過労やストレス、暴飲・暴食、風邪な**どがあります。慢性心不全を治癒させることはできませんが、**悪化を予防し、健康状態やADLを維持することは可能です。**患者や家族、かかりつけ医と信頼関係を築き、療養生活を支えましょう。

気管支や肺胞の慢性的な炎症

呼吸器疾患

慢性閉塞性肺疾患

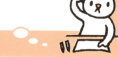

症状が出現したときは、かなり進行した状態です。

疾患の基礎知識

● タバコなどの有害物質の吸入によって肺に慢性的な炎症が生じ、気流閉塞により呼吸困難などの症状がみられる。従来は、慢性気管支炎、肺気腫と呼ばれていた疾患

● 粒子の小さい有害物質は末梢の気道や肺胞に到達しやすく、そこで炎症反応が起こると、損傷を受けた組織を修復するために新たに上皮細胞が形成される。炎症と修復を繰り返すうちに、気道壁が肥厚して気道が狭窄。肺胞では肺胞が破壊され、弾力性や吸収性が低下する

● 原因はタバコのほか、遺伝的要因、大気汚染など。重症度によりI期からIV期に分類される

症状

● 慢性的な咳と痰、息切れ、労作時の呼吸困難などだが、これらの症状に乏しいこともある

● 口すぼめ呼吸、肺の過膨張により、胸郭が前後に大きく膨張する「ビヤ樽状胸郭」になることも

● 食欲不振、体重減少、浮腫など

合併症として、肺炎、活動量低下にともなう廃用症候群など

治療法

薬物療法

呼吸困難に対して、抗コリン薬、β2刺激薬などの気管支拡張薬を使用。吸入用ステロイド薬を使用することもある

● 呼吸器リハビリテーション
● 在宅酸素療法 (HOT)
● 禁煙

急性増悪予防のために、肺炎球菌ワクチン、インフルエンザワクチンの予防接種が有効

アセスメント

- 呼吸器症状、呼吸機能はどの程度か
- 疾患の重症度と在宅酸素療法（HOT）の有無
- 治療内容は適切か
- 栄養状態、食事量、便秘の有無など
- 体重減少の有無
- 慢性閉塞性肺疾患によって、どの程度ADLが低下しているか

看護目標

- 安楽な呼吸ができる
- 疾患の進行、急性増悪を予防するセルフケアができる
- 必要な支援を受けながらセルフケアを行い、長期にわたり呼吸状態を保つことができる

多職種との連携のポイント

- 呼吸リハビリテーションによってADL改善がどの程度見込めるのか、医師の意見を確認
- PT、OTと情報共有し、効果的な呼吸器リハビリを支援する
- 必要に応じて管理栄養士による栄養指導をかかりつけ医と検討

具体的な援助

- 呼吸器感染症予防、食事や栄養の指導
- 日常の動作で呼吸苦が起こりにくくする工夫
- 口すぼめ呼吸、腹式呼吸の指導など呼吸器リハビリテーション
- 在宅酸素療法（HOT）を行っている人は、酸素濃縮装置、液化酸素のための装置なども必要になるので、その物品の手配を行う

Point! 息苦しさを軽減するため、着替えは椅子に腰掛けて行う、入浴は胸部に水圧がかからないようにする、睡眠前に痰を出しておくなどの生活指導を行いましょう。患者の重症度にもよりますが、筋力や体力をつけるためには有酸素運動が有効です。

新たな国民病ともいわれている

腎臓疾患

慢性腎臓病

慢性腎臓病は放置すると心筋梗塞や脳血管障害の危険因子になります。

疾患の基礎知識

- 以下のいずれか、または両方が3カ月以上続いている状態をいう

   腎障害：たんぱく尿（微量アルブミン尿を含む）などの尿異常、画像検査や血液検査、病理所見で腎障害が明らかである状態

   腎機能の低下：血清クレアチニン値をもとに推算した糸球体濾過量（eGFR）が60ml／分／1.73㎡未満の状態（健康な人は100ml／分／1.73㎡前後）

- 病期はeGFRに基づき、ステージ1〜5の5段階に分けられる

- 主な危険因子は**高血圧**と**糖尿病**。慢性腎臓病を悪化させる要因として、**高血糖**、**高血圧**、**脂質異常症**、**肥満**や**メタボリックシンドローム**などがある

症状

ステージ1・2
腎臓に軽い障害がある段階で、尿中にたんぱくや微量アルブミンが認められるものの自覚症状はない

ステージ3
eGFRの中等度の低下がみられ、夜間頻尿、貧血、血圧上昇、浮腫などが生じることもある

ステージ4・5
腎機能が低下。浮腫などの症状が強くなる

治療法

- 可能な限り原疾患の治療（血圧コントロール、血糖コントロールなど）を行う

- 禁煙、食事療法（塩分制限、タンパク質量制限）、運動療法、減量など生活改善を行い、腎機能の低下を防ぐ

- 貧血や電解質異常の治療

腎機能が低下した場合は、腹膜透析や血液透析を行う

アセスメント

- 夜間頻尿、貧血、血圧上昇、浮腫などの症状
- 血液検査のデータ
- 原疾患の治療状況
- 腎臓に負担をかけない食生活を送れているか
- 疾患に対する理解と治療への意欲はあるか

CKDの食事療法

1. タンパク質の制限
2. 塩分の制限
3. 十分なエネルギーの摂取
4. カリウム・リン・水分の制限

看護目標

- 腎機能を維持しながら質の高い日常生活を送れる
- 疾患を理解して、原疾患の治療、生活習慣の改善などセルフケアができる
- 制限のある中でも長く充実した生活を送れる

多職種との連携のポイント

- かかりつけ医との情報共有、治療方針の共有
- 必要に応じて管理栄養士による栄養指導の検討
- 介護職との情報共有

具体的な援助

- 疾患の理解を深めるための教育
- 食事療法、運動療法、減量などの指導と評価
- 服薬支援
- 合併症を早期発見し、早期治療に結びつけるための観察や指導
- 快適な日常生活を送るための介護・生活相談
- 家族の理解、協力を促す

Point! 慢性腎臓病は進行すると日常生活が制限されます。また、腎機能が低下すると透析や腎移植の準備も必要になるので、できるだけ腎機能を維持することが大切になります。そのためには、原疾患の治療とよい生活習慣が不可欠。患者のセルフケアが重要な疾患です。

運動ニューロンの障害

筋萎縮性側索硬化症

> 運動障害を主訴とする神経変性疾患で、患者により経過が大きく異なります。

疾患の基礎知識

- 運動ニューロンの変性により、手足、咽頭、舌の筋肉や呼吸筋肉が徐々に萎縮し、**筋力が低下していく。視力や聴力などの感覚神経、内臓機能などはすべて保たれる**
- 原因は不明だが、神経細胞の老化が関連するといわれている。グルタミン酸の代謝異常、あるいはフリーラジカルが関与するとの説もある
- 日本では、年間に人口10万人当たり約1〜2.5人が新たに罹患。約9,950人の患者がいる。**60〜70歳台の発症**が多く、男性1.2〜1.3、女性1の割合で男性に多い
- 平均予後2〜5年といわれるが、人工呼吸器装着で長期生存例も報告されている
- 家族の長期介護となるため、負担軽減が大切

※難病情報センター「平成26年度 特定疾患医療受給者数」より

症状

- 進行性の疾患。手指が使いにくくなり、箸が持ちにくい、重いものが持てないなどの症状から始まることが多い。手足が上がらない、走りにくい、筋肉の痛みなどの運動障害があらわれる
- 嚥下しにくく、むせやすくなる。話しにくくなり、とくにラ行、パ行が発音しにくくなるなど、嚥下障害、コミュニケーション障害が起こる
- やがて全身の筋肉に筋萎縮と筋力低下が及び、四肢麻痺、呼吸筋障害が起こり死に至る

治療法

- 根治の治療法はなく、対症療法のみが行われる
- **嚥下障害**：経管栄養など
- **不眠・抑うつ**：睡眠薬、抗うつ薬
- **流涎**：アトロピン、β遮断薬
- **筋硬直**：筋弛緩薬など
- **呼吸困難**：鼻マスクを用いた非侵襲的陽圧換気療法（NPPV）、気管切開後の侵襲的陽圧換気療法（IPPV）による呼吸補助

アセスメント

- 運動機能障害について、筋萎縮と筋力低下、脱力感、筋肉痛、繊維束攣縮などの有無・程度。それによるADLへの影響
- 呼吸機能の自覚症状、バイタルサイン、気道分泌物、チアノーゼなどの随伴症状、CO_2ナルコーシスの有無（人工呼吸器使用の場合）、肺合併症の有無など
- 栄養状態、嚥下機能、流涎、皮膚の乾燥、排泄の状況はどうか
- 患者の精神的な状況、コミュニケーションの状況はどうか
- 家族の介護負担

看護目標

- 家族の負担を最小限にして、在宅生活が続けられる
- 合併症や二次的な障害の予防、早期発見と対応が受けられる
- 患者の意思決定に基づく医療・介護が受けられる

多職種との連携のポイント

- 疾患のかかりつけ医、在宅医療のかかりつけ医と情報共有して、疾病の管理をする
- PT、OT、STによるリハビリテーション

具体的な援助

- 運動、嚥下などの障害に対する支援と、廃用性変化や肺炎の予防
- ADLの障害に対する支援
- 意思疎通に対する支援
- 人工呼吸器、気管カニューレ、痰の吸引などの医療ケアに対する支援
- 家族支援、レスパイトの活用提案
- 経管栄養、人口呼吸器装着の意志決定の支援

Point! 筋萎縮性側索硬化症の患者の多くは呼吸不全で亡くなります。人工呼吸器を使用しない場合、平均予後は2〜5年ほどですが、個人差が大きく十数年の経過をたどることも。有効的な治療法がない中で、どれだけ快適で充実した生活ができるかを考えることが大切です。

症状の変化が早く
臨機応変な対応が必要

悪性腫瘍

がん末期

> がんの苦痛は全人的な苦痛といわれます。苦痛緩和のケアをしましょう。

疾患の基礎知識

- がん末期に医学的定義はないが、「がんが進行したことにより現代医療において可能な集学的治療の効果が期待できず、積極的な治療がむしろ不適切と考えられる状態で、生命予後が6カ月以内と考えられる状態」をいう。ただし、実際には予後の予測は難しい

- がん細胞から炎症物質が放出され、全身に慢性炎症が及ぶ。炎症の影響で「がんの悪液質」という状態を呈する

症状

- 呼吸や嚥下に必要な筋肉が萎縮し、呼吸困難や嚥下困難が起こる。心臓や内臓の筋肉も衰える

- 造血機能が低下し、がん性貧血となる

- そのほか、がんのある部位によって異なる症状が出現する

- 脳神経系にも影響が及び、がん性疼痛や抑うつもよくみられる

治療法（症状の緩和）

疼痛コントロール

がん性疼痛に対しては、WHOによる3段階がん疼痛除痛ラダーに従い、非ステロイド性抗炎症薬（NSAIDs）や非麻薬性鎮痛薬（非オピオイド鎮痛薬）、オピオイド鎮痛薬を用いて除痛する

緩和的リハビリテーション

不安や恐怖心、悲しみなど、精神的な苦痛に対しては、精神安定薬、抗不安薬、抗うつ薬など薬物療法に加え、カウンセリングやアロマセラピー、音楽療法など各種セラピーが行われることもある

アセスメント

- がん性疼痛の観察
- 貧血、誤嚥性肺炎、褥瘡、尿路感染症、便秘、低栄養状態に伴う筋力低下、歩行困難など、合併症や二次障害
- ADLがどの程度維持されているか
- 患者の意思、精神的苦痛、社会的苦痛など
- 家族の不安や症状の変化に対する理解を把握する

看護目標

- できるだけ苦痛を取り除き、快適に安楽に過ごせる
- 患者の意思に沿った療養ができる
- 家族や友人、ペットなどと有意義な時間が過ごせる

多職種との連携のポイント

- 身体的今後の見通しについてかかりつけ医と共有し、家族に情報提供する
- かかりつけ医や薬剤師と連携し、適切に疼痛緩和を行う
- ケアマネジャーと情報共有し、状態の変化、家族の負担に応じたケアプランの立案、実施を支援

具体的な援助

- 療養場所の決定のため、情報提供と意思確認を行う
- 疼痛緩和の重要性と患者家族にも説明する
- できるだけ自立した生活を送るための支援や、痰の吸引、HOTなど医療ケアの支援
- 看取りの際の連絡方法などを確認する
- 看取りまでにおこる症状の変化を家族にも説明しておき、状態の変化や看取り時にあわてずに対応できるようにする
- 看取りのときの過ごし方を家族の希望も十分取り入れながら確認しておく
- 家族の予期悲観、グリーフケア

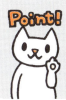

Point! 終末期は、前期、中期、後期、死亡直前期に区分されており、がん末期もおおむね同様の経過をたどります。短期間で状況が変わるため、多職種が連携して状況に応じたケアや支援をタイミングよく行うことが大切。訪問看護師のアセスメントや連携能力が重要です。

つづく

がんの痛みは身体的な痛み、精神的な痛み、社会的な痛みに、スピリチュアルな（魂の）痛みが加わった「全人的な痛み（トータルペイン）」といわれます。全人的な痛みには全人的なケアが必要ですが、まずは体の痛みをとることが最優先。そこで、がん性疼痛には積極的な薬物療法が行われます。

全人的な痛み（トータルペイン）

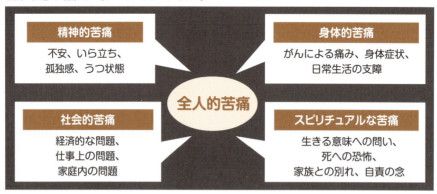

痛みの種類と特徴を理解する

痛みの種類には、侵害受容性疼痛と神経障害性疼痛があり、前者は内臓痛と体性痛に分類されます。がん性疼痛も同様に分けられ、痛みの種類を正しく評価することによって、適切な鎮痛薬の選択、除痛が可能になります。

痛みの種類		障害部位	痛みの特徴	効果的な薬物療法
侵害受容性疼痛	内臓痛	胃、食道、小腸、大腸などの管腔臓器、肝臓、腎臓などの固形臓器	深く絞られるような、押されるような痛み。局在が不明瞭	オピオイドが効きやすい
	体性痛	皮膚、骨、関節、筋肉、結合組織などの体性組織	局在が明瞭な持続痛が体動に伴って増悪する	突出痛に対するレスキュー・ドーズの使用が重要
神経障害性疼痛		末梢神経、脊髄神経、視床、大脳などの痛みの伝達路	障害神経支配領域のしびれ感を伴う痛み、電気が走るような痛み	難治性で鎮痛補助薬が必要になることが多い

疼痛コントロールの目標とは

痛みがないのは重要なことですが、疼痛コントロールの状況を客観的に評価するためには具体的な目標が必要です。一般的には、WHO（世界保健機関）による「がん性疼痛治療の目標」を基準として用います。

WHO によるがん疼痛治療の目標

第1目標
痛みに妨げられない夜間の睡眠 ＝ よく眠れること

第2目標
安静時の痛みの消失 ＝ 楽に休めること

第3目標
体動時に痛みがない ＝ 日常生活動作を楽に行える

「3段階がん疼痛除痛ラダー」による疼痛治療

がん患者を痛みから解放することを目指し、WHO（世界保健機関）が1986年に提唱した「WHO方式がん疼痛治療法」が、広く使われています。痛みを3段階に分け、痛みの強さに応じて鎮痛薬を選択します。WHOの調査では、この方法でがん患者の95%がほぼ完全に痛みを取り除けたとの結果が出ています。

- 必ずしも第1段階から始める必要はない
- オピオイド使用の時間は痛みの強さによる
- 非オピオイドは必ず使う

❸ 中程度から高度の痛み
強オピオイド
モルヒネ
オキシコドン
フェンタニル

❷ 軽度から中程度の痛み
弱オピオイド
コデイン
トラマドール

❶ 軽度の痛み

非オピオイド（NSAIDs、アセトアミノフェン）

±鎮痛補助薬

WHO式　鎮痛薬使用の5原

① 経口投与を基本とする（by mouth）
② 時間を決めて規則的に投与する（by the clock）
③ 除痛ラダーに従って効力の順に薬を選択する（by the ladder）
④ 患者ごとに個別的な量を投与する（for the individual）
⑤ 患者に応じた細かい配慮をする（with attention to detail）

高齢の女性に多い

整形外科疾患

大腿骨頸部骨折

> 高齢女性によくみられるのは、女性に骨粗鬆症の有病者が多いためです。

疾患の基礎知識

● 高齢者に多くみられる骨折で、ほとんどは背景に**骨粗鬆症**がある

● 医学的には**大腿骨頸部骨折**（大腿骨頸部内側骨折）と**大腿骨転子部骨折**（大腿骨頸部外側骨折）に分類される。頸部骨折は血液循環が悪いため骨癒合が得られにくく、転子部骨折は骨癒合が得やすい反面、受傷時の外力が大きく、内出血もするため全身状態に影響が出やすいという特徴がある

● 社会の高齢化に伴って患者数は増加しており、年間十数万人が受傷。骨折を契機に要介護や寝たきり、閉じこもり、認知症になることも多い

症状

● 股関節部の疼痛、腫脹

● 歩行不能

● 下肢回旋変形と短縮

● 高齢者の場合は痛みが軽度のことも多く、認知症の場合はとくに気づきにくいが、立ったり歩いたりできなくなったら第一に大腿骨頸部骨折を疑う

治療法

● 手術
● リハビリテーションは以下の順で行う
　❶ベッド上坐位保持訓練
　❷車いすへの移乗
　❸立位保持訓練
　❹平行棒内歩行訓練
　❺歩行器歩行訓練
　❻松葉杖歩行訓練
　❼T杖歩行訓練
● 骨折した骨に隣接する関節を動かす訓練や筋力トレーニングを平行して行う

アセスメント

- 受傷前と現在のADLや歩行状況の変化
- 関節可動域はどうか
- 治療内容は適切か
- 骨粗鬆症の有無、反対側骨折のリスクはないか
- 患者の認識、リハビリテーションへの意欲、セルフケアの状況など

看護目標

- 受傷前のADLに近づくようにリハビリテーションを行い、自立した生活が送れる
- ADLの低下を防ぎ、長期間にわたり自立した生活を保てる
- セルフケア能力を身につけ、受傷と反対側の骨折を予防できる

多職種との連携のポイント

- かかりつけ医と骨粗鬆症の治療方針を共有する
- ADLの維持・向上、転倒・骨折の予防という目標を、多職種と共有する
- 地域の介護予防、転倒・骨折予防プログラムへの参加なども検討する

地域連携
パスの運用が
広がっている

具体的な援助

- 転倒・骨折を予防する生活の支援
- 骨粗鬆症の治療支援（服薬支援、食事療法や運動療法の指導、支援）
- 運動能力やADLに応じた環境整備（手すりの設置、段差の解消など）
- リハビリテーションに積極的に取り組めるように、具体的な目標を見つけて共有する

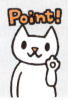

Point! 大腿骨頸部骨折は高齢者によくみられる疾患ですが、骨折の治療中に認知症を発症したり、筋萎縮や関節拘縮によって寝たきりになることが少なくありません。また、骨粗鬆症の治療や転倒・骨折予防が不十分で受傷と反対側を骨折することもあるので、これらのリスクのアセスメントと予防支援が重要になります。

精神科医との連携も

神経疾患

認知症

> 認知症の症状は個人差が大きいので、個々に応じた支援やケアが必要です。

疾患の基礎知識

- 認知症には、「アルツハイマー型認知症」「レビー小体型認知症」「脳血管性認知症」「前頭側頭葉変性症」「正常圧水頭症」などがあり、それぞれで病態や治療法が異なる

- 認知症は認知機能障害を本質とするが、体調不良やストレスにより、行動・心理症状（BPSD）をみせることがある

- 2012年の時点で認知症高齢者の数は約462万人、軽度認知障害（MCI）の高齢者は約400万人と推計され、2025年には700万人を突破するとされている

- 65歳未満で発症する若年性認知症もある

症状

- 認知機能障害

  記憶障害：
  問題解決能力の障害、見当識障害、理解・判断力の障害、実行機能障害、失行・失認・失語など

- 認知症の行動・心理症状（BPSD）

  行動症状：徘徊、異食、過食、せん妄、失禁、不潔行為、暴言、暴力、睡眠障害など

  心理症状：抑うつ状態、うつ状態、幻覚、妄想、不安、焦燥など

治療法

アルツハイマー型認知症	アセチルコリンエステラーゼ阻害薬（ドネペジル、ガランタミン、リバスチグミン）、グルタミン酸受容体阻害薬（メマンチン）
レビー小体型認知症	認知機能の維持を目的にドネペジル。幻視・妄想の緩和にドネペジル、抑肝散（漢方）、一部の統合失調症薬
脳血管型認知症	脳梗塞の治療。脳梗塞を予防する薬物療法
前頭側頭葉変性症	SSRI（抗うつ薬）で、脳内のセロトニンを増やす
正常圧水頭症	髄液短絡術（シャント手術）

アセスメント

- 生活機能の状態
- 認知機能の状態
- 言語性記憶（意味記憶、エピソード記憶）と非言語性記憶（手続き記憶）
- 患者の感情（情緒、気分、情操）
- ほかの疾患の有無 ● ADLなど生活活動の状況
- BPSDの状況 ● 家族との関係
- 家族の不安や困りごと

看護目標

- 自力または一部の介助によって、日常生活が安全に送れる
- 健康状態を維持できる
- 感情が安定し、おだやかに過ごせる
- 家族の負担が軽減され、家族の一員として円満に暮らせる

多職種との連携のポイント

- 必要に応じて精神科医の協力を得る
- 居宅支援介護職との情報共有
- 社会資源の活用のためケアマネジャーと連携する
- 通所サービススタッフとの情報共有

具体的な援助

- 転倒などの事故を防止する環境整備
- 残存機能を生かしてセルフケアができるように支援する
- 現実見当識訓練（リアリティ・オリエンテーション）の提供
- 安心できる物質的・人的環境をつくり、感情の安定を図る
- レスパイトケアを含めた家族支援

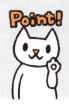

Point! 認知症のBPSDは問題行動として捉えられがちですが、その行動には必ず理由があります。その人の生い立ちや経歴、生活背景などが解決のヒントになることもあるので、それらの情報を積極的に収集しましょう。介護保険制度に関する十分な知識も適切な支援を行う上で必要です。

COLUMN

統合失調症の在宅療養支援

統合失調症は、総人口の1%が一生のうちにかかる疾病です。怠薬や断薬、睡眠不足などは再発のきっかけになるので、服薬支援や規則的な生活を送れるように支援します。また、最近は自立を支援する「リカバリー」や「ストレングス」という概念が重視されています。

症状

陽性症状

幻覚や**錯覚**などの知覚障害、**滅裂思考**や**思考抑制**などの思考の障害など統合失調症に特有の症状

陰性症状

社会的引きこもりや**感情の平坦化**など

治療

● 薬物療法（抗精神病薬）と精神科リハビリテーションが基本。抗精神病薬は脳内で過剰になっている神経伝達物質の働きを調整し、症状を改善する効果がある

● 抗不安薬や睡眠薬、抗精神病薬の副作用を抑える薬なども処方される

看護目標

● 薬服薬、通院が継続できる

● その人なりの生活のリズムをつくる

● 生活リズムを崩さずに毎日を過ごせる

● 家族が疲弊しない

看護においては、精神障害のある人が、主体的に自分の求める生き方を追求する「**リカバリー（recovery）**」を目指すことと、その人に特有の強み・持っている力「**ストレングス（strength）**」を引き出すことが重要

Part5

看取りをサポートする

****

「穏やかな死」を迎える支援

自宅で看取りを行う意味とは？

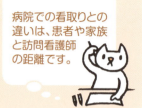

病院での看取りとの違いは、患者や家族と訪問看護師の距離です。

病院の方が安心という意識がまだ強いが……

現在、日本人の大半は病院で亡くなっています。1950年代には8割前後の人が自宅で最期を迎え、病院で亡くなる人は少数派でした。しかし、1976年に両者は逆転。2010年の「人口動態統計」（厚生労働省）によると、死亡場所の構成割合は、病院77.9％、自宅12.6％です。病院で亡くなる人が増えた理由として、1961年の国民健康保険法の改正により国民皆保険制度が確立され、医療費が安価になったことや、病院数の増加、医療技術の進歩に加え、「病院の方が安心」という意識が高まったことなどが指摘されています。

家族に寄り寄り添い、ともに看取る

しかし、余命が限られた場合は自宅で過ごしたいと考える人は少なくありません。何よりも、医療機器などに頼った無理な延命が、患者本人や家族にとって幸せなことなのかという疑問が語られるようになり、自然で穏やかな死を迎えたい、迎えさせたいと考える人は増えつつあります。

家族にとって自宅で看取ることは、病院とは別の負担があることは確かです。しかし、残された時間をともに過ごし、故人の希望をかなえられたことに、「自宅で介護し、看取ることができてよかった」と大きな満足を感じる家族は多くいます。

人の死に立ち会う機会が減ったいま、死にゆく人を目の当たりにする恐怖や急変時の不安は大きく、家族の気持ちが揺れ動くこともありますが、それに寄り添い、ともに看取りができたとき、訪問看護師にも大きな達成感や満足感がもたらされ、やりがいを感じられることでしょう。

延命治療に対する考え方

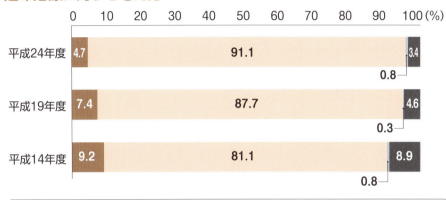

	少しでも延命できるよう、あらゆる医療をしてほしい		その他
	延命のみを目的とした医療は行わず、自然にまかせてほしい		わからない

出典：内閣府「平成24年度高齢者の健康に関する意識調査」　※対象は全国65歳以上の男女

終末期における訪問看護師の役割

① 患者の状態を把握し、かかりつけ医に情報を提供。連携して緩和ケアを行う
② 病状の説明を医師と共有し、終末期ケアについて家族に説明。
　　恐怖や不安をできるだけ取り除く
③ 家族の気持ちや不安を親身になって聞く
④ 介護職と連携して適切な身体介護や生活援助を提供する
⑤ 臨終時の対応とエンゼルケアの実施
⑥ 家族のグリーフケア

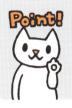

Point!

● 自宅で「自然で穏やかな死を迎えたい」と思っている人は増えている

● 死を目前にした患者や家族の気持ちに寄り添う看護を

Part**5**

自宅で看取りを行う意味とは？

患者の意思を家族に伝える

「最期までその人らしく」を実現するために

ゆれ動く患者の気持ちを、その都度受け止めましょう。

意思確認は早い段階から少しずつ

　終末期をどう過ごしたいか、最期をどう迎えたいかという患者の気持ちは、家族であってもなかなか率直に聞けないものです。しかし、それを確認しなければ本人の希望をかなえることも、家族と気持ちを分かち合って豊かな時間を過ごすこともできません。そこで、折を見て患者と話し合い、それを家族に伝えることも終末期看護の重要なケアになります。タイミングが遅れると患者の意思を知ることが難しくなるので、比較的早い時期から患者と話し合う時間を持つようにしましょう。話し合いの内容は、その都度患者に確認を取りながら誰にでもわかる言葉で記録することが大切です。記録は、訪問看護師、医師、介護職など患者に関わる人が確認できるようにしておき、場合によっては家族にもそのコピーを渡すことを検討します。

患者の言葉に共感して受け止め、患者の持つ力を引き出す

　間もなく死が訪れることを理解していても、多くの患者の心はゆれ動いています。ときには訪問看護師が答えに窮する質問があったり、感情的になったりすることもあるかもしれません。そんなときは、否定したり無理にアドバイスをしたりするのではなく、「そういうお気持ちなのですね」「いっしょに考えていきましょう」と、静かに受け止めましょう。患者との信頼関係を築くことができれば、本当の気持ちを打ち明けてもらってよいケアに結びつけることができます。

　また、死が目前にあるからこそ家族のために話しておきたいことや、最後にしてあげたいと思っていることが患者にはあるはずです。エンパワメントを支援するケアも終末期の看護に求められるものです。

終末期の看護に求められるものは？

身体的な支援

- 苦痛を取り除く
- 清潔を保つ
- 排泄環境を整える
- 整容する

> 体に触れるケアを大切に

> 患者のナラティブに耳を傾ける

精神的な支援

- ゆれ動く気持ちを受け止める
- 心の整理を手助けする
- 気持ちを家族に伝える手助けをする
- 自分にできることはないか問いかける
- 家族や友人に伝えたいこと、してあげたいことがあれば、実現の手助けをする

> ソーシャルワーカーとの連携が必要

社会的な支援

- 寄付、臓器提供、検体等の確認
- 最後にしたいことによる自己実現
- 最後に会いたい人との面会
- 家族の経済的安定、相続の問題など

医療の現場に導入されつつあるナラティブの視点

EBM（Evidence Based Medicine）を補完するものとして、いま、NBM（Narrative Based Medicine）が注目されています。NBMとは、患者が対話を通じて語る、病気になった理由や経緯、病気についていまどのように考えているかなどの「物語」や「語り」から、医療者は病気の背景や人間関係を理解し、全人的にアプローチしていこうとする手法のこと。「会話」「好奇心」「循環性」「背景」「共創」「慎重性」という6つの要素からなります。

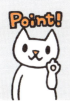

Point!

- 多職種が連携して、総合的に患者が必要とする支援を提供することが大切
- 最後まで患者の尊厳を守り、意思を尊重する

家族の不安や悲しみに寄り添う

大切な人を失う
家族に対する支援

悩みを話しやすい雰囲気づくりや、ねぎらいの言葉をかける気遣いが大切です。

患者の変化を伝え、死を受け止められるように援助する

　患者の状態が、死に向かってどのように変化していくかは、かかりつけ医から説明されますが、訪問看護師も訪問時に患者の状態をみて説明を補足したり、家族の質問に丁寧に答えたりすることが大切です。患者の状態を十分に説明し、死が近づいていることをきちんと伝えることは、家族が現実を受け止めるための支援の一つです。家族は、状態の変化をあらかじめ知っていれば、過度にあわてずにすみます。

　ベッドサイドでの会話などにも注意するよう伝えておきましょう。意識はなくても家族がそばにいることを患者はわかっており、会話なども聞こえています。患者の好きだった音楽をかけたり、患者の身体に触れてあげたりするよう家族に促してみましょう。そして、最後まで患者と家族のQOLがたもたれるよう支援します。

家族をケアする時間をつくる

　在宅での看取りは、家族の心身に大きな負担をかけます。まず自宅で看取ると決意するまでに大きな葛藤があり、それを乗り越えて心を決めてからも、「本当にこれでよいのか」という迷いや、「何かあったときにはどうすればよいのか」という不安、死への恐怖などを抱えている場合が多くあります。介護による身体的な疲れもあり、看取りを迎えるころには心理的な疲労も蓄積しています。そのような家族を支えるのは、医療職や介護職の細やかな心遣いやねぎらいの言葉です。訪問時には家族をケアするための時間もつくり、「心配なことはありませんか」「困っていることがあれば、遠慮なく言ってください」「何かあればすぐに連絡をしてくださいね」など、常に支援の用意があることを言葉で伝えていきましょう。

家族がつらい現実を受け止めるための支援

臨終が近づいているサインとケア

- 臨終の1週間くらい前から眠っている時間がだんだん長くなり、2日〜数時間前になると、**声をかけても目を覚ますことが少なくなる**

- 食欲が低下してきたら、本人の**食べたいものを食べたい分だけ**食べられるように援助する

- 経口摂取ができなくなったら、無理をせず、**口腔ケアを行って口内を清潔**にしたり、**少量の水や氷で湿らせる**

- 苦痛を感じている様子がみられたら、**体位交換**や**マッサージ**、医師の指示に従い**鎮痛薬の投与**などを行う

- 四肢の冷感や蒼白に対しては保温に努め、**可能な限り入浴も行う**

終末期の患者に対して家族ができること

- 手足など体をやさしくマッサージしたり、スキンシップをしたりする
- 好きな音楽をかける
- アロマオイルなどで部屋をよい香りにする
- 家族が患者のそばで過ごしたり、できるだけ話しかけたりする
- 入浴、清拭、部分浴、更衣、排泄の介助などを行う
- 水や好きな飲み物で唇を湿らせる

グリーフケア（悲嘆のケア）

グリーフケアの定義はまだ定まっていませんが、大切な人と死別した家族が、その悲嘆（grief）を乗り越え、悲しみから立ち直って再び日常に適応していけるように支援したり、見守ったりすることをいいます。グリーフケアは死別後のものではなく、死が意識されるようになったときから始まります。

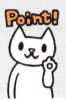

Point!

- **家族が死を受け止めるために、患者の状態についての説明を行う**
- **訪問時には家族に対してのケアを行う時間もとる**

知っておきたい看取りのプロセス

「看取り」の5ステージとは

看取りのステージを理解して患者と家族を支えましょう。

医師のインフォームドコンセントから始まる

　「看取り」とは、臨終の場で看取ることにとどまらず、回復の見込みのなくなった病人のそばにいて世話を行い、死期まで見守るというプロセス全体を指す言葉です。つまり、医学的に回復の見込みがないとわかったときから、看取りのプロセスは始まります。医師からのインフォームドコンセントがあり、患者や家族が病状や予後について理解したのちに、どこで療養するかを選択します。

　在宅での看取りをどのような手順で行うかについては、それぞれ異なりますが、ここでは山陽大学看護学部教授の藤原泰子氏が提唱する「5ステージによるケア」を紹介します。藤原氏は、看取りのステージを、生命予後の判断をもとに「導入期」「安定期」「終末期前期」「終末期後期」「看取り期」の5つに分類しています。

看取りのプロセスは重視されるべき

　「導入期」は、訪問看護利用開始から、患者と家族がサービス利用に慣れていき、訪問看護師が訪問看護の頻度や提供する看護内容を見極める時期です。次の「安定期」は、患者や家族、そして訪問看護師もサービスに慣れ、落ち着いた在宅療養が行える時期。「終末期前期」は生命予後が数カ月となった時期、「終末期後期」は生命予後が数週間から数日の時期、「看取り期」は亡くなる前の3日間を含む時期とし、各ステージの特徴、訪問看護の目的や看護の実施内容、かかりつけ医の役割や各種サービス機関との調整事項などをマニュアル化しています。

　亡くなる1週間くらい前に病院から自宅に戻り、訪問看護ステーションへ依頼という事例もありますが、看取りのプロセスはもっと重視されるべきものです。

Part5
看取りをサポートする

看取りの5ステージと特徴

❶ 導入期：患者と家族がサービス利用に慣れ、
訪問看護の頻度や看護内容を見極める時期

患者は、訪問看護やそのほかの居宅サービス利用、介護方法についてまだよく理解していないため不安に思っている。家族も戸惑いや不安が大きい

❷ 安定期：病状の変化も少なく、
比較的落ち着いて在宅療養を継続できる時期

患者と家族が水入らずの時間を過ごせるときであり、家族は自分のペースで介護ができるようになる。患者は徐々に行動範囲が狭まり、ADLも低下していく。脳血管障害などではこの時期が数年に及ぶこともある

❸ 終末期前期：生命予後が数カ月と判断されてから、
死亡8日前までの患者の状態が変化しやすい時期

患者は自分の死について考え始め、不安やあきらめなどを抱く。徐々に体力が低下し、痰の喀出困難、誤嚥、失禁などが起こる。家族は死を自分のこととして考え始め、病状の急激な変化やその対応について不安を持ちやすく、在宅での看取りに迷いを感じることもある

❹ 終末期後期：生命予後が数週間から数日と判断された時期で、
死亡前7日間を含む時期

血圧低下、尿量減少など病状が悪化し、傾眠状態になりやすい。疼痛、出血、発熱などが起こることもある。家族は死を実感するとともに、重い介護負担に疲れ、在宅での看取りをあきらめて病院入院のことなどを考えることもある

❺ 看取り期：生命予後が2～3日と判断された時期で、
死亡前3日間を含む時期

患者はバイタルサインが低下し、いよいよ死へと近づいていく。家族への精神的ケアの重要度が増す。状態が変化した時の対応法や連絡先、連絡方法なども文書で明確に伝えておくようにする

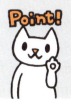

Point!
- 「回復の見込みがない」と医学的に判断されたときから、看取りが始まる
- 看取りのステージに合った対応をする

訪問看護師のための在宅看取りマニュアル

	導入期	安定期	
訪問看護の目的	❶患者・家族の希望に沿う訪問看護を行い、在宅での看取りを支援する	❶定期的に訪問看護を利用しながら今までの生活を維持できるように支援する ❷できるだけ家族だけの時間をつくるように助言する ❸かかりつけ医と連携し今後の病状変化、看取りまでの期間などについての説明を受ける	
患者の状態	❶長期入院により下肢筋力低下、歩行困難がある ❷活動範囲が狭くなり、徐々にADLが低下する ❸排泄の自立	❶徐々に活動範囲が狭くなり、体力が低下 ❷排便時のいきむ力が弱くなり、排便の自立が困難となる ❸失禁 ❹誤嚥 ❺褥瘡発生	
チェックポイント	❶患者の状況・介護者の介護力の評価をし、在宅介護ができるかどうかを見極める ❷介護方法の指導 ❸緊急時の連絡方法を介護者が理解しているかどうかを確認 ❹予測できる変化に対して、救急車を呼ばない	❶介護者の介護技術確認 ❷患者本人が在宅での療養生活に慣れたかどうか ❸患者・家族（介護者）が訪問看護に慣れたかどうか	
看護の実施内容	❶介護者へ介護技術の指導 ❷介護者の介護や患者の病状変化についての不安を軽減 ❸急変時の緊急訪問 ❹かかりつけ医・ケアマネジャーなどの関係諸機関との調整 ❺実施する処置・ケア：HPN、膀胱留置カテーテル管理、ストーマケアなど	❶通常行っている訪問看護、処置を行う ❷緊急訪問看護対応 ❸実施する処置・ケア：HPN、膀胱留置カテーテル管理、ストーマケア、浣腸、スキンケア、褥瘡ケアなど	
かかりつけ医	❶在宅での看取りに対応できる体制の確認 ❷訪問看護ステーションとの連絡方法の確認 ❸役割分担の確認	❶病状が悪化したときの治療方針などを患者・家族と話す時間をもつ ❷予測される病状変化について患者・家族に説明する	
地域の各種サービス機関との調整事項	❶ケアマネジャーとの連携 ❷利用する訪問サービス機関との調整		

終末期前期	終末期後期	看取り期
❶患者・家族が死について理解できるように支援する ❷在宅での看取りを希望しているかどうかの再認識をし、その支援をする	❶患者・家族が、近づいている死を受け入れることができるよう支援する	❶患者・家族が混乱しないで死を迎えることができるように支援する ❷患者の苦痛を軽減する
❶徐々に体力が低下する ❷喀痰出困難 ❸誤嚥 ❹スキントラブル ❺褥瘡の悪化	❶脈拍数の増加、血圧の低下で最低血圧測定不能 ❷痰が粘稠で自己喀出不能 ❸喘鳴著明 ❹徐々に反応が鈍くなる ❺尿量減少	❶脈拍数の増加、血圧の低下で最低血圧測定不能 ❷痰が粘稠で自己喀出不能 ❸喘鳴著明 ❹徐々に反応が鈍くなる ❺尿量減少　❻呼名反応消失 ❼抹消冷感増強　❽呼吸停止
❶介護者が患者の死に対し、どのように考えているかを確認 ❷在宅での看取りの意思確認 ❸在宅での看取りについて介護者の不安要素の把握 ❹介護者以外の家族が患者の死をどの程度理解しているか、家族の介護体制の再確認	❶介護者が在宅での看取りに迷いはないかどうかの確認 ❷会わせておきたい近親者の有無を確認し、会えるように調整することを促す ❸最期に着せる衣類の準備などについて説明し、確認しておく	❶緊急時の連絡方法（かかりつけ医、訪問看護ステーション）を介護者が理解しているかどうかを再確認 ❷予測できる変化に対して、救急車を呼ばない ❸最期に着せる衣類の準備の確認
❶通常行っている訪問看護、処置を行う ❷緊急訪問看護対応 ❸実施する処置・ケア：HPN、膀胱留置カテーテル管理、ストーマケア、浣腸、スキンケア、褥瘡ケアなど	❶通常行っている訪問看護、処置を行う ❷緊急訪問看護対応 ❸実施する処置・ケア：HPN、膀胱留置カテーテル管理、ストーマケア、褥瘡ケア、口腔ケア、浣腸、摘便など	❶介護者への精神的支援 ❷患者の死を目前にして動揺しないように支える ❸実施する処置・ケア：HPN、膀胱留置カテーテル管理、ストーマケア、褥瘡ケア、口腔ケア、浣腸、摘便など ❹エンゼルケア
❶急変時の連絡先の確認 ❷患者の病状変化についての連絡・報告	❶急変時の連絡先の確認 ❷患者の病状変化についての連絡・報告	❶急変時の連絡先の確認 ❷患者の病状変化についての連絡・報告 ❸死亡時の確認
❶ケアマネジャーとの連携 ❷利用する訪問サービス機関との調整		❶ケアマネジャーとの連携 ❷利用する訪問サービス機関との調整 ❸必要時には葬儀社への連絡を行う

医師の死亡確認・死亡診断書と
エンゼルケア

在宅の看取りではその場に医師がいないこともよくありますが、亡くなった時刻について、病院のように「○時○分ご臨終です」というようなことは、あまり行いません。家族から患者が亡くなった旨の連絡を受けたら、かかりつけ医に連絡をし、死後診察をした医師がおおよその時間を記入します。

医師法第二十条では、患者が受診後24時間以内に診療中の疾患で亡くなった場合は、異常がない限り改めて死後診察しなくても死亡診断書を交付することを認めています。もし24時間を超えても、診療中の傷病で死亡したことが予期できる場合であれば、すみやかに死後診察を行い、生前に診療していた傷病が死因と判定できれば、求めに応じて死亡診断書を発行することができます。

また、エンゼルケアは、医師の死亡診断後に行います。訪問看護師がカテーテル類を抜去し、次に温かいタオルで清拭を行いますが、家族に声をかけ、希望すれば手足や顔を拭いてもらうなどします。体の内腔（鼻、口、肛門など）に青梅綿や脱脂綿を詰めたり、シリンジ式高分子吸収剤を吸入したりすることには見直しが進んでいます。体液の漏出は腐敗の進行によって腹腔の内圧が上昇し起こるものなので、むしろ冷却が望ましいとされています。

体を清めた後、家族が準備していた衣服や、生前に好んでいた衣服・化粧品などできれいに整えてあげましょう。

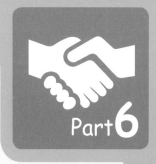

Part**6**

地域医療・
多職種との連携

****

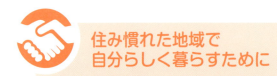

住み慣れた地域で
自分らしく暮らすために

「地域包括ケアシステム」と「地域包括支援センター」

訪問看護も地域包括ケアシステムに含まれます。

入院、退院、在宅復帰を通じて切れ目のないサービスを提供

地域包括ケアシステムとは、介護が必要になっても住み慣れた地域で自分らしく暮らせるように、「住まい」「医療」「介護」「予防」「生活支援」の5つのサービスを一体的に受けられる体制のことです。

これを実現させるための取り組みとして、①医療との連携強化（24時間対応の在宅医療、訪問看護やリハビリテーションの充実強化）、②介護サービスの充実強化（特別養護老人ホームなどの介護拠点の緊急整備）、③予防の推進（できる限り介護状態とならないための予防の取り組み）、④見守り、配食、買い物など、多様な生活支援サービスの確保や権利擁護などの推進、⑤高齢期になっても住み続けることのできるバリアフリーの高齢者住まいの整備（高齢者専用賃貸住宅と生活支援拠点の一体的整備など）があげられています。①〜⑤を利用者のニーズに応じて提供することにより、利用者は入院、退院、在宅復帰を通じて切れ目のない支援を受けられるというわけです。国は、団塊の世代が75歳以上の後期高齢者となる2025年までに、地域包括ケアシステムを完全に構築することを目指しています。

地域の相談窓口「地域包括支援センター」

地域包括ケアシステムは、医療や介護が必要な高齢者を地域全体で支えるしくみですが、その相談窓口として設置されているのが地域包括支援センターです。地域包括支援センターには、社会福祉士、保健師、主任ケアマネジャーが配置され、地域内に住む高齢者や介護が必要な人の「総合相談」「介護予防」「サービスの連携・調整」などの業務を行っています。

住み慣れた地域で最後まで安心して暮らすための地域包括ケアシステム

 医 療

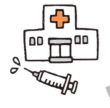

医療ケア・
サービスの提供

通院・入院

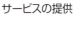
住まい

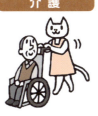 介 護

通所・入所

介護ケア・
サービスの提供

自治会や
ボランティアへの参加

活動の場の提供

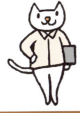

地域包括支援センター

ケアマネジャー

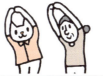

生活支援・介護予防

地域包括支援センターの専門職員

社会福祉士

総合相談の窓口
（電話、来所、訪問対応）など

保健師

介護予防、
虚弱高齢者への支援など

主任ケアマネジャー

介護全般の支援、虐待・困難事例、
事業者のケアマネジャーからの
相談など

Point!

● 地域包括ケアシステムは、入院から在宅復帰まで切れ目の
ない支援が目的

● 地域包括支援センターは、地域で生活するための相談窓口

Part**6**

「地域包括ケアシステム」と「地域包括支援センター」

社会全体で高齢者を支える

保健・医療・福祉サービスを総合的に提供する介護保険制度

利用申請は本人や家族に代わり地域包括支援センターなども行えます。

利用者がサービスを選択できる介護保険制度

高齢者の自立支援を理念に、介護保険制度が施行されたのは2000年です。それまでの高齢者介護は、老人福祉法と老人保健法によって行われていましたが、保健・医療・福祉のサービスを総合的に提供する上で課題がありました。そこで、2つの制度を再編し、利用者がサービスを選択できる契約制度を取り入れてつくられたのが介護保険制度です。増大する医療費を抑制することや、家族の介護負担を減らし、社会全体で介護を支えることも目的に含まれています。介護保険制度の保険者は市町村ですが、国や都道府県も財源を負担しています。被保険者は40歳以上の人で、65歳以上の第1号被保険者と、40歳以上65歳未満の医療保険加入者である第2号被保険者に区分されます。前者は介護保険の利用申請を行い、要支援、要介護と認定されれば受給できますが、後者は、介護保険法で定める16の特定疾患に該当し、要支援、要介護と認定された場合に受給されます。

申請から約1カ月で判定の結果が届く

利用申請は、市町村の窓口に被保険者証と要介護認定申請書を提出して行いますが、地域包括支援センターや指定居宅介護事業者、介護保険施設の職員が代行することもできます。申請後、認定調査員などが家庭を訪問し、認定調査票（基本調査）に基づいて、本人や家族への聞き取り調査を実施。調査内容は全国共通の調査票に記入され、コンピュータで一次判定されたのち、認定調査票に記入された特記事項と医師の意見書を基に、介護認定審査会で二次判定が行われます。判定の結果（通知）は、原則として申請から約1カ月で利用者のもとに届きます。

介護保険制度を利用するための手続き

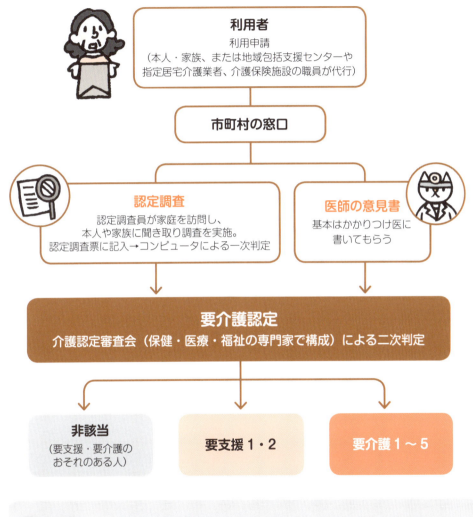

利用者
利用申請
（本人・家族、または地域包括支援センターや
指定居宅介護業者、介護保険施設の職員が代行）

市町村の窓口

認定調査
認定調査員が家庭を訪問し、
本人や家族に聞き取り調査を実施。
認定調査票に記入→コンピュータによる一次判定

医師の意見書
基本はかかりつけ医に
書いてもらう

要介護認定
介護認定審査会（保健・医療・福祉の専門家で構成）による二次判定

非該当
（要支援・要介護の
おそれのある人）

要支援1・2

要介護1〜5

Point!
● 利用申請は地域包括支援センターなどで代行できる
● 介護保険は要支援1・2または要介護1〜5と認定されれば
受給できる

保健・医療・福祉サービスを総合的に提供する介護保険制度

患者が介護保険を利用している
ことも多い

ケアマネジャーとの連携の重要性

> 訪問看護師にもケアマネジメントの視点、能力が必要です。

利用者の課題解決を図るケアマネジメント

在宅療養に欠かせないケアマネジメント。その定義は多様ですが、ひとことで言うと、ケアを必要とする人に最適な社会資源を結びつけ、その人が地域社会で暮らせるように支援していくことです。もう少し詳しく言えば、「利用者が地域社会による見守りや支援を受けながら、地域での望ましい生活の維持継続を阻害するさまざまな複合的な生活課題（ニーズ）に対して、生活の目標と、課題解決に至る道筋と方向を明らかにして、地域社会にある資源の活用・改善・開発を通して、総合的かつ効率的に継続して利用者のニーズに基づく課題解決を図っていくプロセスと、それを支えるシステム」です。

訪問看護師にはケアマネジメントの知識が必要

介護の視点でケアマネジメントを行う専門職種として、介護保険制度の施行とともに誕生したのが介護支援専門員（ケアマネジャー）です。2006年には、ケアマネジャーを統括する立場の主任介護専門員も登場しました。

訪問看護を行っている患者が介護保険を利用している場合は、ケアマネジャーと訪問看護師の連携が重要になります。常に情報を共有し、連絡を取り合って、患者や家族が必要としているケアや支援を素早く提供することが大切ですが、ケアマネジャーは医療知識が十分とは限らないので、その面で助言をしたり教育したりすることも訪問看護師の役割の一つと言っていいでしょう。また、ケアマネジメントの視点、能力は在宅療養にかかわるすべての人に求められるもの。訪問看護師にはとくにそれが求められます。

ケアマネジメントのプロセス

❶ インテーク（面接）

- 面接の目的を伝える
- 自分がどのような支援を提供できるかを明確に伝える
- 本人、家族の意向を確認する

❷ アセスメント

- ニーズ
- 本人のセルフケア能力、家族の介護力など
- 多職種でアセスメントを行い、ケア会議などで総合的なアセスメントに導く

再評価が
必要な場合

❸ 支援計画立案

- ケアプランを作成する
- 解決すべき課題の抽出と設定
- サービス提供者会議で多角的に検討し、情報を共有する

❻ 評価・再評価・終了

❺ モニタリング

- ケアプランの実行
- 支援の結果　● 新たなニーズ

❹ ケアプランの実施

- 訪問看護、訪問診療、訪問リハビリテーションなどの提供
- 居宅サービス、通所サービス、住宅改修などの提供

Point!

- 介護保険を利用している患者も多いので、ケアマネジャーとは常に情報を共有する
- 訪問看護師はケアマネジメントの知識・視点ももつ

訪問看護のアセスメント ダウンロード対応

情報を幅広く収集し、生活者として患者をとらえること、また医師や介護職などの多職種とアセスメントした患者の情報を共有することが必要です。

日常生活を維持するためのアセスメントを

在宅療養は日常生活の維持が重要で、症状の緩和、健康状態の維持・向上もそのためのものです。疾病や障害、その治療はその人の人生の一部にすぎず、なかには健康よりも大事なものがあって、それを優先した生活を送っている人もいるでしょう。だからといって健康をないがしろにする生活は、最終的にその人のQOLを低下させるため望ましくありません。大切なことと健康のバランスを見極めるためには、より広い視野と、生活者としてのその人を見る視点が求められます。

適切なアセスメントをするためには、まず情報収集が欠かせません。その際にまず目を向けたいのは、その人が「日常生活の中でもっとも大切にしていること」です。なぜそれが大切なのかという理由も重要です。人の価値観はいろいろですが、その形成には生まれ育った環境や経験、宗教観などさまざまな因子が影響しています。これらの情報は、信頼関係の構築とともに徐々に得られることがほとんどなので、長く療養している患者でも、常に情報収集の目を持って接することが大切です。

もちろん、フィジカルアセスメントの的確さも必要です。その人の身体の状態を正しくアセスメントすることは、具体的な目標設定に不可欠。140ページ〜144ページのシートは、訪問看護師がアセスメントした患者の情報を多職種と共有するためのシートです。身体の変化があった際や、ほかの職種に相談・連絡をする際などにお使いください。

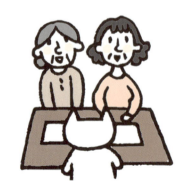

多角的なアセスメントでトータルな支援を

社会資源の導入

全身の状態

家族介護、
家事負担の状況

コミュニケーション・
視聴覚・認知の状態

薬・治療薬の状況

- 訪問看護師
- 家族（介護者）
- かかりつけ医
- ケアマネジャー
- ヘルパー
- 社会福祉士
- 生活相談員
- 保健師
- 理学療法士
- 作業療法士
- 歯科医師、歯科衛生士
- 福祉用具事業者　など

身体機能・
リハビリテーション

治療の状況

社会生活への
参加意欲

ADLの状態、
社会生活動作の状況・
精神的意欲

歯と口腔の状況

身体のコントロール

栄養状態と
食べ方の状況

皮膚の状態と
清潔、褥瘡

排泄の
コントロール

アセスメントで活用できる

▶ 多職種との情報共有シートは　　　140 ページ

▶ 訪問看護報告書は　　　143 ページ

▶ 訪問看護師からの連絡シートは　　　144 ページ

Part**6**

訪問看護のアセスメント

多職種との情報共有シート

利用者氏名	○山 敏江 　　様	□男　☑女	
生年月日	M・T・Ⓢ　12 年 12 月 10 日 （ 79 歳）		
病 名	・脳梗塞 ・右片麻痺	<処置内容> 抗血小板薬、 抗凝固薬の服薬	
入院までの経過	平成○○年○月○日　　脳梗塞にて市立△△病院入院 　　　　　　　　　　右片麻痺 　　　×月×日　　退院。在宅療養開始 □□年△月△日頃より　食欲不振あり □日13時頃より発熱。KT 37.8℃ 15時頃かかりつけ医往診。肺炎の疑いにて入院		
かかりつけ医	医療機関名　○×総合医院	医師名	□川正彦
保健・社会福祉等	☑障害者手帳　　2 級　□療育手帳 □特定疾患受給者証 介護保険：要支援　1・2　要介護　1・2・③・4・5 □未　□申請中 [新規・更新・変更] ケアマネ名　□山順子　事業所　○×居宅介護支援事業所 ☑入浴サービス　☑訪問介護　□ショートステイ　☑デイサービス		

Part6
地域医療・多職種との連携

<table>
<tr><td rowspan="9">生活状況</td><td rowspan="6">家族の状況</td><td colspan="2" style="text-align:center">□ 一人暮らし ☑日中独居</td><td rowspan="6">緊急連絡先</td><td>氏名
○山 俊夫</td></tr>
</table>

生活状況	家族の状況	□ 一人暮らし ☑日中独居		緊急連絡先	氏名 ○山 俊夫
		同居家族の名前	続柄		TEL 080-XXX-000
		○山 俊夫	息子		氏名 ○山 愛子
		○山 愛子	嫁		
					TEL 090-XXX-000

住宅状況
- □一戸建て ☑集合住宅（ 3 階）
- エレベータ ☑有 □無

トイレ：和式・(洋式)・ウォシュレット
手すり：(有)・無 段差：(有)・無
浴室：(有)・無 手すり：(有)・無
寝室：☑布団 □ベッド □リクライニングベッド

日中の生活
- □よく動いている
- ☑座っていることが多い
- □横になっていることが多い

外出頻度
- ☑週1回以上
- □月1回以上
- □月1回未満

サービスの利用状況

利用しているサービス
● **介護サービス** ☑身体介護 ☑生活援助 □乗降介助
　□訪問入浴介護 ☑訪問看護 □訪問リハ ☑通所介護 ☑通所リハ
　□ショートスティ □その他

● **介護予防サービス** □訪問介護 □訪問入浴介護 □訪問看護 □訪問リハ
　□通所介護 □通所リハ □ショートスティ □その他

● **地域密着型サービス** ☑夜間対応型訪問介護 □認知症対応
　□通所介護 □小規模多機能型居宅介護 □その他

● **福祉用具**
貸与/ ☑車椅子 ☑車椅子付属品 ☑特殊寝台 ☑種寝台付属品 □褥瘡予防用具
　□体位変換機器 □手すり □スロープ □歩行器 ☑つえ
　□徘徊感知機器 □移動用リフト
購入/ ☑腰掛け便座 □特殊尿器 □入浴補助用具 □簡易浴槽

利用者の状況	特記事項

身体状況

寝たきり度
☐ J 自立　☐ A 外出要介助
☑ B 座位可　☐ C 寝たきり

認知症高齢者の日常生活自立度
☐ 自立　☐ I　☐ II　☐ III　☐ IV　☐ M

麻痺
☐ 無　☐ 左上肢　☑ 右上肢　☐ 左下肢　☑ 右下肢

拘縮
☐ 無　☐ 左上肢　☐ 右上肢　☐ 左下肢　☐ 右下肢

褥瘡
☑ 無　☐ 有（部位　　　　　）（☐ D3　☐ D4　☐ D5）

☐ 視力障害（☐ 右　☐ 左）　☐ 聴力障害（☐ 右　☐ 左）　☑ 言語

障害
睡眠障害　☑ 無　☐ 有（睡眠薬　　　　　　　）

療養生活に関わる動作（ADL）

食事
☐ 自立　☑ 一部介助　☐ 介助　☐ 見守り　☐ 経管栄養

形態
☐ 普通　☑ 粥　☐ きざみ　☐ ペースト　☐ とろみ
　※☐ 経鼻　☐ 胃ろう（栄養剤名　　　　　　　）
　（1 日量　栄養　　　　Kcal　水分　　　　ml）
　（Fr　　製品名　　　　）最終交換日　　／

特記事項（食事欄）: 利き手に麻痺が残っているため、自助具や家族などの介助が必要

排泄　☐ 自立　☑ 介助（☐ オムツ　☑ ポータブル　☐ 尿器）
　☐ 膀胱留置カテーテル（Fr　　）最終交換日　　／
　☐ ストーマ　最終交換日　　／
下剤の利用　☐ 無　☑ 有（○○○）最終排便日　4／30

清潔　☑ 入浴　☐ シャワー　☐ 清拭　☐ 口腔ケア
更衣　☐ 自立　☑ 部分介助　☐ 全介助

歩行
　☐ 自立　☐ 杖　☐ 歩行器　☑ 車いす（☑ 操作可　☐ 介助）
　☐ 体位変換介助　☐ 起座介助　☑ 移乗介助

特記事項（歩行欄）: 健側での立位が不安定なときがあるので、必要に応じて 2 人体制で行う

訪問看護報告書

利用者氏名	○山 △介　　　　　　　☑男　□女
生年月日	M・T・Ⓢ 15 年　3 月 15 日（ 76 歳）
要介護認定の状況	自立　　要支援（ 1・2 ）　　要介護（ 1・2・3・4・⑤）
住所	東京都△△区○○町1-2-3

訪問日	平成 28 年 5 月　　　　　　平成 28 年 6月

平成 28 年 5 月
1　2　3　④　5　6　7
8　9　10　⑪　12　13　14
15　16　17　⑱　19　20　21
22　23　24　㉕　26　27　28
29　30　31

平成 28 年 6月
①　2　3　4　5　6　7
⑧　9　10　11　12　13　14
15　16　17　18　19　20　21
22　23　24　25　26　27　28
29　30　31

訪問日を○で囲む。1日に2回以上訪問した日は◎で、
長時間訪問看護加算を算定した日を□で囲む。

病状の経過	4月15日頃より仙骨部に発赤あり。保護テープを使用するも悪化傾向
看護・リハビリテーションの内容	拘縮予防、全身マッサージ
家庭での介護の状況	主たる介護者は妻（77歳）。妻の腰痛が悪化し、体位交換等が困難になっている

特記すべき事項（頻回に訪問看護が必要な理由を含む）

妻の腰痛が悪化しているため体位交換、排泄介助が難しい。
仙骨部の痛みの訴えがあるので、頻回な訪問で悪化を防ぐ

訪問看護師からの連絡シート

事業所名 ○○○○ケアセンター 氏名　　○本 □子　　様	利用者 氏名	○山 △介　　様

いつもお世話になっております。

上記のご利用者様の訪問看護を担当しております。ご利用者様の身体状況の報告や注意を要する事項等について、ご意見をいただきたいと思います。よろしくお願いいたします。

☑ （ご報告：ご相談）させていただきたいことがあります
□ 利用者の現状について

□ 利用者の気をつけることについて
□ その他

＜連絡および報告＞ 介護者である妻より疲労の訴えがあり、レスパイトを検討しております。ショートステイの時期および期間について、ご相談させてください

なお、この照会を行うことおよび患者様からの情報提供をいただくことについては

☑ ご本人・ご家族の同意を得ております。　同意した日：　2016 年 6 月 5 日
□ ご本人・ご家族の同意は得られておりませんが、ご本人のために必要ですので
　ご連絡いたします。

	返　信	
回答内容	□　電話します（　　月　　日　　時頃　ご連絡ください）
	□　文書・FAX　回答します
	□　確認しました

〈連絡事項〉

	事業所名
年　　月　　日	氏名

Part 6 地域医療・多職種との連携

シートのダウンロードと使い方

140～144ページで紹介している「多職種との情報共有シート」と「訪問看護報告書」と「訪問看護師からの連絡シート」は、下記の流れでダウンロードできます。

❶ インターネットブラウザから下記のURLにアクセスしてください。

https://www.shoeisha.co.jp/book/download/9784798146805

❷「サンプルダウンロード」のページに移動しますので、「現場で使える訪問看護便利帖」という書名の下にあるそれぞれのシートのリンクをクリックしてください。

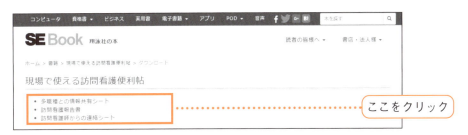

❸（Windows7以降）［ダウンロード］フォルダにファイルがダウンロードされます。
（Windows7より前）「ファイルのダウンロード」というダイアログが表示されるので、［保存］ボタンをクリックすると、［名前を付けて保存］ダイアログが表示されます。お好きな場所に保存してください。

❹（Windows7以降）❸でダウンロードした圧縮ファイルを右クリックしてコンテキストメニューの［すべて展開］をクリックし、表示されるダイアログの［展開］ボタンをクリックします。
（Windows7より前）ダウンロードしたファイルをダブルクリックします。

❺ ファイルが解凍され、シートをご利用いただけます。

ファイルにはWord形式のシートとPDF形式のシートがあります。Word形式は入力用、もしくはカスタマイズ用として、PDF形式は手書きでの書き込み用など、必要に応じて出力し、ご利用ください。

COLUMN

介護職が行えること

　「医療」と「介護」の線引きは案外難しく、介護保険制度スタート後から、在宅療養の現場では介護職がどこまで行えるのか議論が続いていました。しかし、厚生労働省が2005年に「医療行為でないもの」を通知して整理され、2012年からは一定の研修を受けた介護職も、喀痰吸引など一部の医療行為を行えることになりました。

──── 介護職が行える行為 ────

2012年から可能になった医療行為

① 痰の吸引（口腔内と鼻腔内・気管カニューレ内）
② 経管栄養（胃瘻・腸瘻・経鼻経管栄養からの注入）

医療行為にあたらないもの

① 水銀体温計・電子体温計による体温測定、耳式電子体温計による外耳道での体温測定
② 自動血圧測定器による血圧測定
③ 新生児以外で入院治療の不要な者へのパルスオキシメータの装着
④ 軽微な切り傷、擦り傷、やけど等について専門的な判断や技術を必要としない処置（汚物で汚れたガーゼの交換を含む）
⑤ 軟膏の塗布（褥瘡の処置を除く）　⑥ 湿布の貼付　⑦ 点眼薬の点眼
⑧ 一包化された内用薬の内服（舌下錠の使用も含む）
⑨ 坐薬挿入　⑩ 鼻腔粘膜への薬剤噴霧の介助
⑪ ストーマ装具の交換

医師法、歯科医師法、保健師助産師看護師法の規制対象外の行為

① 爪切り、爪ヤスリによるやすりがけ
② 歯ブラシや綿棒、または巻き綿子などによる歯、口腔粘膜、舌に付着した汚れの除去
③ 耳垢の除去（耳垢塞栓の除去を除く）
④ ストーマ装着のパウチにたまった排泄物の廃棄（肌に接着したパウチの取り替えを除く）
⑤ 自己導尿の補助としてのカテーテルの準備、体位の保持
⑥ 市販のディスポーザブルグリセリン浣腸器を用いた浣腸

巻末資料

* *

訪問看護の基礎的知識が学べる 訪問看護eラーニング

公益財団法人 日本訪問看護財団が開設している「訪問看護eラーニング」は、訪問看護の基礎知識が学べるカリキュラムで、パソコンさえあれば、いつでもどこでも学習できるので、自分の生活スタイルに合わせて進められます。

学習内容	訪問看護概論、訪問看護対象論、訪問看護展開論、在宅ケアシステム論、訪問看護技術論、訪問看護管理論	
受講料	個人申込みの場合	16,000 円
	都道府県看護協会経由の場合 ※各協会が主催する訪問看護師養成講習会に「訪問看護eラーニング」を活用する場合に限る。	14,000 円

「訪問看護eラーニング」 受講から修了まで

❶ 受講開始	日本訪問看護財団ホームページから、受講申込フォーマットで申し込み、受講料を納付後、ユーザIDとパスワードが登録したメールアドレスに届く 日本訪問看護財団　http://www.jvnf.or.jp/ 訪問看護eラーニングのページ　http://www.jvnf.or.jp/e-learning/
❷ 各項目の受講	カリキュラム全体の目次を見て学習計画を立てる。全項目を視聴するのに要する時間は約17時間（参考映像の視聴やテストを含めると25～30時間の学習時間が必要）。受講可能期間は5カ月間。その間は繰り返し視聴できる
❸ 確認テスト	各項目の章の最後に確認テストを実施。確認テストは合格するまで受けられる
❹ 担当者への質問や相談	学習中にわからないことがあれば、コース内のチューターボタンで担当者に質問や相談をすることができる
❺ 修了	全過程の学習を終え、修了要件を満たすと「訪問看護eラーニング修了証書」が発行される

訪問看護師のキャリアアップ

在宅看護専門看護師

在宅看護について、優れた看護技術や専門知識を持つ看護師。在宅看護における新たなケアシステムの構築や既存のケアサービスの連携促進を図り、水準の高い看護を提供する。

[専門看護師への道]

❶ 看護系大学院修士課程修了者で専門看護師教育課程基準の所定の単位を取得かつ、実務研修が通算5年以上（うち3年間以上は専門看護分野の実務研修）ある

 ❷ 認定審査
（書類審査・筆記試験）

 ❸ 専門看護師
認定証交付・登録

 ❹ 5年ごとに更新
（看護実践の実績、研修実績、研究業績等書類審査）

訪問看護認定看護師

在宅療養者の主体性を尊重したセルフケア支援、およびケアマネジメント、看護技術の提供と管理を行う看護師。

[認定看護師への道]

❶ 看護師免許取得後、実務研修が通算5年以上（うち3年以上は認定看護師分野の実務研修）ある

 ❷ 認定看護師教育機関
（課程）修了
（6カ月・615時間以上）

 ❸ 認定審査
（筆記試験）

 ❹ 認定看護師
認定証交付・登録

❺ 5年ごとに更新
（看護実績と自己研鑽の実績について書類審査）

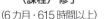

訪問看護ステーションの管理者

保健師または看護師であれば、訪問看護ステーションの運営・管理を行う「訪問看護ステーション管理者」になることができる。

訪問看護ステーション管理者になって経験を積めば、独立して訪問看護ステーションを開業することも可能。

訪問看護師が知っておきたい 介護用語と介護施設

介護支援専門員 （ケアマネジャー）

介護を必要とする人の相談にのり、最適なケアを受けられるようにマネジメントする専門職。要介護認定申請の代行、ケアプランの作成、介護サービスの仲介や実施管理などを行う

介護給付

介護が必要と認められた人に給付される介護保険の保険給付。要介護1～5の人が介護給付の対象者となり、5段階の給付区分がある

介護福祉士

専門的知識や技術をもって、身体上・精神上の障害があることにより日常生活を営むのに支障がある者につき心身の状況に応じた介護を行い、ならびにその者およびその介護者に対して介護に関する指導を行うこと

介護報酬

介護保険制度で適用される介護サービスにおいて、そのサービスを提供した事業所や施設に対価として支払われる報酬

介護認定審査会

要介護・要支援認定の審査、判定を行う各市町村に設置された機関。委員は、保険・医療・福祉の学識経験者で構成されている

介護認定調査員

介護保険の要介護認定（要支援の認定を含む）を申請している被保険者宅を訪問し、一次判定に必要な調査票と特記事項の記入をする面接調査員

介護予防支援

要支援1・2と判定された人が対象となる。要介護状態になることや要支援度の重症化を防ぐための取り組み

看護小規模多機能型居宅介護 （複合型サービス）

利用者が可能な限り自立した日常生活を送ることができるよう、利用者の選択に応じて、通所を中心とし、ショートステイ、訪問介護、訪問看護などを組み合わせること

区分変更申請

要介護・要支援認定を受けている人

が、心身の状態が著しく変化したときは、更新時期を待たずに区分変更の申請をすることができる

ケースカンファレンス

ケアプランを作成した際に、介護サービスを受けている過程での利用者の状態変化や、新しい課題がないかなどを、サービスに携わっている人が集まり検討する会議

高額介護サービス費支給制度

公的介護保険を利用し、自己負担1割（所得によっては2割）の合計の額が同じ月に一定の上限を超えたとき、高額介護サービス費として払い戻される制度

サービス担当者会議

担当のケアマネジャーを中心に、利用者やその家族、かかりつけ医、介護サービスを提供する事業者や生活相談員が集まってサービス内容を検討する会議

市町村特別給付

市町村が独自に要介護・要支援者などに対して、介護保険法で定められている保険給付以外に、市町村の条例で定めた給付を行うもの。市町村によって給付内容が異なる

障害区分認定

障害者総合支援法に基づき、身体、知的、精神の各障害者に必要な介護の時間を統一の基準で算定し、「非

該当」、「区分1～6」の7段階に分ける制度

地域包括支援センター

地域住民の保健・福祉・医療の向上や虐待防止、介護予防マネジメントなどを行う機関。保健師や社会福祉士、主任ケアマネジャーの配置が義務付けられており、各市町村に配置されている

地域密着型サービス

要介護・要支援者が、できる限り住み慣れた地域での生活が継続できるように、市町村指定の事業者が地域住民に提供するサービス。提供内容は、「認知症対応型通所介護」「小規模多機能型居宅介護」「地域密着型特定施設入居者生活介護」「夜間対応型訪問介護」「認知症対応型共同生活介護（グループホーム）」など

地域密着型特定施設

介護保険法で「厚生労働省令が定める所定の施設であること」「介護専用型特定施設であること」「入居定員が29人以下であること」という3つの要件を満たす施設。地域密着型特定施設では、食事や入浴などの日常生活の支援や、機能訓練などが提供される（地域密着型特定施設入居者生活介護）

パーソンセンタードケア

認知症ケアの根底をなす理念で、認知症の人を一人の「人」として尊重し、その人の視点や立場に立ってケ

アを行おうとする考え方。集団処遇によるケアではなく、その人らしさを尊重することが必要。「重症化させられていた状態」から本来の姿を引き出すことを可能とする

バリデーション

認知症の人とのコミュニケーション術の一つ。認知症の人が騒いだり、徘徊したりすることにも「意味のある行動」として捉え、「共感して接すること」に重点を置いている

民生委員

厚生労働省から委嘱された非常勤の公務員。地域住民の身近な相談相手として、高齢者や障害がある人の福祉に関することや、子育ての不安に関する相談・支援を行っている

夜間対応型訪問介護

夜間（最低22〜6時の間を含む）に定期的に各自宅を巡回して行う訪問介護に加え、利用者の求めに応じて随時対応する訪問介護を組み合わせたもの。要介護1〜5の認定を受けた人が利用することができる

ユニットケア

自宅に近い環境の介護施設で、ほかの入居者や介護スタッフと共同生活をし、入居（所）者一人ひとりの生活リズムに合わせた個別ケアをしていく介護ケア。少人数（おおむね10人以下）を一つの生活単位（ユニット）として区分けしている

ユマニチュード

認知症であっても人格を尊重するという考え方。「見る」「話す」「触れる」「立つ」の4つの方法が柱となり、全部で約150もの技法がある。認知症の人と良好なコミュニケーションをとることで、お互いの負担も軽くなり、ケアの効果が高まる

要介護状態

介護保険制度で身体上、精神上の障害により、日常生活に支障をきたし常時介護を必要とする状態のこと

要介護認定

要介護状態にあるかどうか、またその程度について判定をすること

要介護認定有効期間

介護認定の有効期間は原則6カ月で、引き続き介護保険サービスの利用を希望する場合は、認定の有効期限が終了する前に更新申請を行う必要がある

要介護認定基準時間

要介護認定・要支援認定の基準を判断するために用いられる「介護の手間」を指す指標。介護保険の被保険者が、どれだけの介護を必要としているかを時間で表している

要支援状態

家事や身支度などの日常生活に支援が必要となった状態のこと

介護施設の種類と特徴

		種類	特徴
公的施設	介護保険3施設	特別養護老人ホーム	常時介護が必要で、自宅での介護が難しい人が入所する。日常的生活上の介護に力を入れた施設
		介護老人保健施設	リハビリテーションや療養によって身体機能を回復させ、入居者の在宅復帰をめざす施設
		介護療養型医療施設	長期の療養を必要とする人に対して、医学的な措置に力を入れる施設
	福祉施設	ケアハウス	自治体の助成を受け、比較的低価格で利用できる施設。自立した生活に不安のある高齢者が入居する「一般型」と、重度の要介護になっても住み続けることができる「介護型」がある
		シルバーハウジング	地方公共団体などによる公営の高齢者向け賃貸住宅。居室内に緊急通報装置が完備され、LSA（ライフサポートアドバイザー）が常駐し、入居者の生活相談にのってくれる
		養護老人ホーム	65歳以上で、環境上の理由および経済的理由により、自宅で養護を受けることが困難な人が入所する保護施設
民間運営施設	有料老人ホーム	介護付有料老人ホーム	介護が必要となっても、当該有料老人ホームが提供する特定施設入居者生活介護を利用しながら、生活を続けることができる居住施設
		住宅型有料老人ホーム	生活支援等のサービスが付いた高齢者向けの居住施設で、介護が必要となった場合は、自分で外部の介護サービスを契約し、生活を続けることができる
		健康型有料老人ホーム	食事などのサービスが付いた高齢者向けの居住施設で、介護が必要となった場合は、退去を求められることもある
	その他	サービス付き高齢者向け住宅	「安否確認」と「生活相談サービス」を提供している施設で、都道府県単位で認可・登録されている賃貸住宅
		認知症高齢者グループホーム	要支援2以上で認知症の診断を受けている人が入居できる施設。認知症の入居者5〜9人で一つの生活単位（ユニット）をつくり、共同生活を行う

巻末資料

153

訪問看護師が知っておきたい 薬一覧

ケアプラン作成のためにも、利用者が普段から服薬している薬についての名前と、どのような効果があるのかということは把握しておく必要があります。

分類		一般名	主な商品名
●糖尿病の治療薬			
インスリン分泌促進薬（分泌を促す）	スルフォニル尿素薬	グリクラジド、グリベンクラミド、グリメピリド	グリミクロン、オイグルコン、ダオニール、アマリール
	インクレチン関連薬	シタグリプチン酸塩水和物、ビルダグリプチン、アログリプチン安息香酸塩、リラグルチド、エキセナチド	ジャヌビア、グラクティブ、エクア、ネーシナ、ビクトーザ、バイエッタ
糖類吸収遅延薬（食後の血糖値を抑える）	αグルコシターゼ阻害薬	アカルボース、ボグリボース、ミグリトール	グルコバイ、ベイスン、セイブル
	即効性インスリン分泌薬	ナテグリニド、ミチグチニドカルシウム水和物	スターシス、ファスティック、グルファスト
インスリン抵抗性改善薬（インスリンの効きをよくする）	ビグアナイド薬	メトホルミン塩酸塩、ブホルミン塩酸塩	グリコラン、メルビン、メデット、メトグルコ、ジベトス
	チアゾリジン薬	ピオグリタゾン塩酸塩	アクトス
インスリン製剤（注射薬）	超速効型	—	ヒューマログ、ノボラピッド、アピドラ
	速効型	—	ヒューマリンR、ノボリンR
	中間型	—	ヒューマログN、ヒューマリンN、ノボリンN、イノレットN

分類		一般名	主な商品名
インスリン製剤（注射薬）	混合型	—	ヒューマログミックス25他、ノボラピッド30ミックス他
	持続型	—	レベミル、ランタス、トレシーバ

巻末資料

● 脂質異常症の治療薬

分類		一般名	主な商品名
コレステロールの合成を阻害	スタチン（HMG-COA還元酵素阻害薬）	プラバスタチンナトリウム、シンバスタチン、フルバスタチンナトリウム、アトルバスタチンカルシウム水和物、ピタバスタチンカルシウム、ロスバスタチンカルシウム	メバロチン、リポバス、ローコール、リピトール、リバロ、クレストール
コレステロールの吸収阻害と吸着を防ぐ	小腸コレステロールトランスポーター阻害薬	エゼチミブ	ゼチーア
	レジン（陰イオン交換樹脂）	コレスチラミン、コレスチミド	クエストラン、コレバイン
コレステロールを排出	プロブコール	プロブコール	シンレスタール、ロレルコ
中性脂肪の合成を阻害、分解促進	フィブラート剤	ベザフィブラート、フェノフィブラート	ベザトールSR、リビディル
	ニコチン酸製剤	ニセリトロール、α-ニコチン酸トコフェロール	ペリシット

● 慢性心不全の治療薬

分類	一般名	主な商品名
アンジオテンシン交換酵素阻害薬	マレイン酸エナラプリル、リシノプリル	エナラプリル、エナラート、ゼストリル
アンジオテンシンⅡ受容体拮抗薬	カンデサルタン、ロサルタン	ブロプレス、ニューロタン
カルシウム拮抗薬	ニフェジピン、アムロジピンベシル酸塩、ニトレンジピン	アダラート、ノルバスク、バイロテンシン
β遮断薬	カルベジロール、メトプロロール	アーチスト、アテノート、アニスト、セロケン、ロプレソール
利尿剤	フロセミド、スピロノラクトン	ラシックス、オイテンシン、アルダクトンA

● パーキンソン病の治療薬

分類	一般名	主な商品名
レボドパ製薬	レボドパ・ベンセラジド塩酸塩製剤	マドパー配合剤、イーシー・ドパール配合錠

分類	一般名	主な商品名
ドパミンアゴニスト	ブロモクリプチン	パーロデル
●不整脈の治療薬		
塩酸メキシレチン	―	メキシチール
リン酸ジソピラミド	―	リスモダンR
●認知症の治療薬		
AChE阻害薬	ドネペジル塩酸塩、 ガランタミン臭化水素酸塩、 リバスチグミン	アリセプト、 レミニール、 イクセロンパッチ、 リバスタッチパッチ（貼用）
NMDA受容体拮抗薬	メマンチン塩酸塩	メマリー
脳循環代謝改善薬	ニセルゴリン、 イフェンプロジル酒石酸塩、 イブジラスト、 塩酸メクロフェノキサート	サアミオン、 セロクラール、 ケタス、 ルシドリール
●高血圧の治療薬		
カルシウム拮抗薬	ニフェジピン、 アムロジピン、 マニジピン、 アゼルニジピン、 ベニジピン、 エホニジピン	アダラート、 アムロジン、 カルスロット、 カルブロック、 コニール、 ランデル
ACE阻害薬	カプトプリル、 キナプリル、 リシノプリル、 イミダプリル、 エナラプリル	カプトリル、 コナン、 ゼストリル、 ロンゲス、 タナトリル、 レニベース
アンジオテンシンⅡ受容体拮抗薬 （ARB）	イルベサルタン、 オルメサルタン、 ロサルタン、 バルサルタン、 カンデサルタン、 テルミサルタン	アバプロ、 オルメテック、 ニューロタン、 ディオバン、 ブロプレス、 ミカルディス
サイアザイド系利尿薬	ヒドロクロロチアジド	ダイクロトライド
サイアザイド系利尿薬	トリクロルメチアジド	フルイトラン
ループ利尿薬	フロセミド	ラシックス

分類	一般名	主な商品名
抗アルドステロン性利尿薬	スピロノラクトン、 トリアムテレン	アルダクトンA、 トリテレン
β遮断薬	ベタキソロール、 メトプロロール、 アテノロール、 アセブトロール、 セリプロロール、 プロプラノロール、 チリソロール、 ボビンドロール、 カルテオロール	ケルロング、 セロケン、 テノーミン、 アセタノール、 セレクトール、 インデラル、 セレカル、 サンドノーム、 ミケラン
α遮断薬	ドキサゾシン、 プラゾシン	カルデナリン、 ミニプレス
合剤	ロサルタン、 ヒドロクロロチアジド	プレミネント

●前立腺肥大の治療法

分類	一般名	主な商品名
α遮断薬 （前立腺、尿道の筋肉をゆるめ排尿しやすくする)	タムスロシン塩酸塩、 シロドシン、 テラゾシン塩酸塩水和物、 ウラピジル、 プラゾシン塩酸塩	ハルナール、 ユリーフ、 バソメット、 エブランチルカプセル、 ミニプレス
抗アンドロゲン薬（男性ホルモン抑制)	クロルマジノン酢酸エステル	ルトラール、 エフミン、 プロスタール、 プロスタールL
5α還元酵素阻害薬（男性ホルモン生成抑制)	デュタステリド	アボルブ
コリンエステラーゼ阻害薬（排尿障害)	ジスチグミン臭化物	ウブレチド
副交感神経亢進・膀胱収縮 膀胱収縮抑制・頻尿や尿失禁	ベタネコール塩化物、 オキシブチニン塩酸塩、 プロピベリン塩酸塩、 酒石酸トルテロジン、 コハク酸ソリフェナシン	ベサコリン散、 ポラキス、 バップフォー、 デトルシトール、 ベシケア
副交感神経亢進・膀胱収縮 膀胱収縮抑制・頻尿や尿失禁	イミダフェナシン	ウリトス、 ステーブラ

●関節リウマチの治療薬

分類	一般名	主な商品名
非ステロイド性消炎鎮痛剤（NSAIDs)	プロピオン酸化合物、 ジクロフェナク、 インドメタシン、 アセチルサリチル酸	ロキソニン、 ボルタレン、 インダシン、 アスピリン

巻末資料

157

分類	一般名	主な商品名
抗リウマチ薬	金チオリンゴ酸ナトリウム、オーラノフィン、D-ペニシラミン、ブシラミン、ロベンザリット、アクタリット、サラゾスルファピリジン	シオゾール、リドーラ、メタルカプターゼ、リマチル、カルフェニール、オークル、サラゾピリン
副腎皮膚ステロイド薬	プレドニゾロン	プレドニン
免疫抑制剤	メトトレキサート、サイクロフォスファミド、アザチオプリン、ミゾリビン	リウマトレックス、エンドキサン、イムラン、ブレディニン

● 骨粗しょう症の治療薬

分類	一般名	主な商品名
ビスホスホネート製剤	エチドロン酸ニナトリウム、リセドロン酸ナトリウム水和物、アレンドロン酸ナトリウム水和物	ダイドロネル、ベネット、アクトネル、ボナロン、フォサマック
活性型ビタミンD3製剤	アルファカルシドール、カルシトリアール	アルファロール、ワンアルファ、ロカルトロール
ビタミンK2製剤	メナテトレノン	グラケー
選択的エストロゲン受容体調節薬（SERM）	ラロキシフェン	エビスタ
カルシトニン製剤	サケカルシトニン	サーモトニン筋注

● 抗菌薬

分類	一般名	主な商品名
ペニシリン系	アモキシシリン、アモキシシリン・クラブラン、ベンジルペニシリンカリウム、ペニシリン	サワシリン、オーグメンチン、ペニシリンG、ビクシリン
テトラサイクリン系	ミノサイクリン塩酸塩、オキシテトラサイクリン	ミノマイシン、テラマイシン
セフェム系	セフジニル、セファクロル、セフカペンピボキシル塩酸塩	セフゾン、ケフラール、フロモックス
ニューキノロン系	レボフロキサシン	クラビット
マクロライド系	エリスロマイシンステアリン酸塩、クラリスロマイシン、アジスロマイシン	エリスロシン、クラリス、ジスロマック

分類	一般名	主な商品名
● 抗血液凝固薬		
血小板凝集阻害	アルガトロバン	ノバスタン
血栓溶解	アルテプラーゼ、ナサルプラーゼ	アクチバシン、グルトパ、トロンボリーゼ
血液抗凝固	ヘパリンナトリウム	ノボ・ヘパリン
血液凝固因子生成阻害	ワルファリンカリウム	ワーファリン
抗血小板および血管拡張作用	シロスタゾール、ベラプロストナトリウム	プレタール、プロサイリン、ドルナー
血小板機能抑制	塩酸チクロピジン	パナルジン
フィブリン溶解	ウロキナーゼ	ウロキナーゼ、ウロナーゼ、カルトキナーゼ
抗血小板凝集抑制と血管収縮抑制	塩酸サルポグレラート	アンプラーグ
フィブリン溶解・血栓溶解	チソキナーゼ	プラスベータ、ハパーゼコーワ
血小板凝集抑制・血小板血栓形成阻止	アスピリン	バイアスピリン
● 狭心症の治療薬		
硝酸薬	一硝酸イソソルビド、硝酸イソソルビド、ニトログリセリン	アイトロール、ニトロール、フランドル、ニトロペン
冠血管拡張薬	ジピリダモール、ニコランジル、塩酸ジラゼプ、トラピジル	ペルサンチン、シグマート、コメリアン、ロコルナール
カルシウム拮抗薬	ジルチアゼム塩酸塩、ニフェジピン、ベニジピン塩酸塩、アムロジピンベシル酸塩、エホニジピン塩酸塩	ヘルベッサー、アダラート、コニール、ノルバスク、アムロジン、ランデル
β遮断薬	カルベジロール、プロプラノロール塩酸塩、ビソプロロール	アーチスト、インデラル、メインテート

巻末資料

［著者プロフィール］

介護と医療研究会（かいごといりょうけんきゅうかい）

介護・医療関係をテーマに編集・執筆を行うグループ。介護・医療雑誌の取材、執筆などを手がける。介護・医療関係者が在籍し、介護業界をよりよくするために意見を交わしている。

［監修者プロフィール］

河村雅明（かわむら・まさあき）

日本大学大学院卒。医学博士。医療法人社団弘成会河村内科院長。2012年から一般社団法人東京都北区医師会の代表理事・副会長、東京都北区高齢者あんしんセンターサポート医、北区在宅ケアネット共同代表を務める。

山岡栄里（やまおか・えり）

聖路加看護大学修士課程修了。看護師・保健師。聖路加健康ナビスポット・るかなびコーディネーター、東京武蔵野病院、さいたま市非常勤保健師などを経て、現在は日本訪問看護財団事業部に所属。

装　丁	原てるみ・野呂翠（mill design studio）
カバーイラスト	Igloo*dining*（イグルーダイニング）
本文イラスト	フクモトミホ・深蔵
執筆協力	天野敦子
本文デザイン・DTP	西山陽子
編　集	本宮鈴子・金丸信丈（Loops Production）

現場で使える訪問看護便利帖

2016年6月2日　初版第1刷発行
2022年2月10日　初版第6刷発行

著　者	介護と医療研究会
監　修	河村雅明・山岡栄里
発行人	佐々木 幹夫
発行所	株式会社 翔泳社（https://www.shoeisha.co.jp）
印刷・製本	株式会社 広済堂ネクスト

©2016 Kaigo to Iryo Kenkyukai

ISBN978-4-7981-4680-5　　　　　　　　　　　　　　Printed in Japan